ブラッシュアップ助産学

助産外来の健診技術
根拠にもとづく診察とセルフケア指導

聖路加看護大学臨床教授 **進 純郎** ／ 前・聖路加産科クリニック **高木愛子**

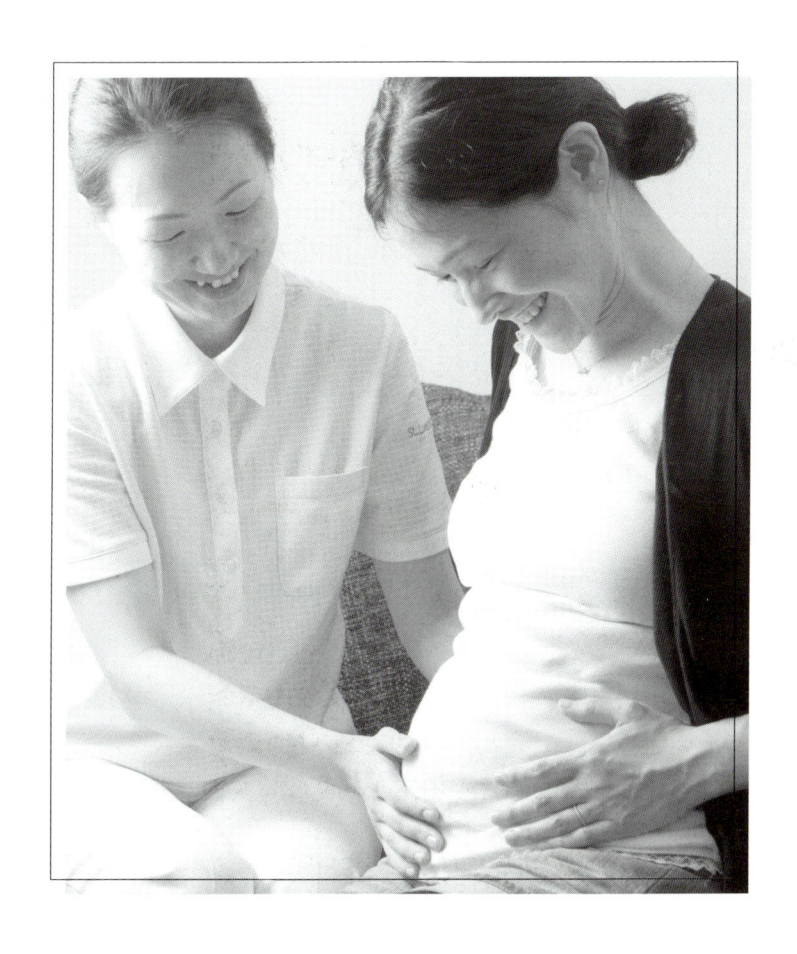

医学書院

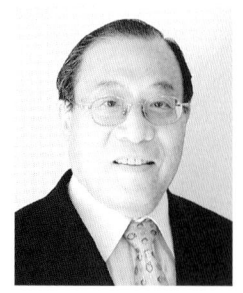

進　純郎（しん　すみお）

1974年	日本医科大学卒業
	日本医科大学室岡産婦人科入局
1987年	医学博士
1992年	日本医科大学産婦人科学助教授
1998年	日本赤十字社葛飾赤十字産院院長
	日本医科大学客員教授
2009年	聖路加看護大学臨床教授
2010年	聖路加産科クリニック所長

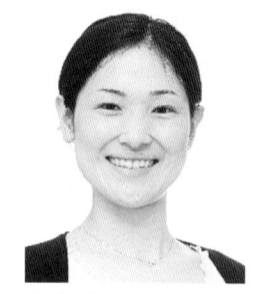

高木愛子（たかぎ　あいこ）

1996年	住友病院附属高等看護学院卒業
1997年	国立大阪病院附属看護専門学校助産科卒業
1998年	住友病院入職
2000年	関西医科大学附属病院入職
2001年	愛賛会　浜田病院入職
2006年	愛賛会　浜田病院主任
2010年	聖路加産科クリニック入職

〈ブラッシュアップ助産学〉
助産外来の健診技術─根拠にもとづく診察とセルフケア指導

発　行　2010年10月15日　第1版第1刷©
　　　　2020年1月1日　第1版第4刷

編　者　進　純郎・高木愛子

発行者　株式会社　医学書院
　　　　代表取締役　金原　俊
　　　　〒113-8719　東京都文京区本郷1-28-23
　　　　電話　03-3817-5600（社内案内）

印刷・製本　アイワード

本書の複製権・翻訳権・上映権・譲渡権・貸与権・公衆送信権（送信可能化権を含む）は株式会社医学書院が保有します．

ISBN978-4-260-01145-7

本書を無断で複製する行為（複写，スキャン，デジタルデータ化など）は，「私的使用のための複製」など著作権法上の限られた例外を除き禁じられています．大学，病院，診療所，企業などにおいて，業務上使用する目的（診療，研究活動を含む）で上記の行為を行うことは，その使用範囲が内部的であっても，私的使用には該当せず，違法です．また私的使用に該当する場合であっても，代行業者等の第三者に依頼して上記の行為を行うことは違法となります．

JCOPY〈出版者著作権管理機構　委託出版物〉
本書の無断複製は著作権法上での例外を除き禁じられています．複製される場合は，そのつど事前に，出版者著作権管理機構（電話 03-5244-5088，FAX 03-5244-5089，info@jcopy.or.jp）の許諾を得てください．

序

　この世に生きるすべての生物は，子を孕み，産み，育て，自らの持つ遺伝子を未来に托すことに何のためらいもありません。妊娠，出産は生理的で自然な営みであり，社会文化的な行為であるとも言えるでしょう。

　本来女性に備わっている力や機能を信じ，産む女性をプライバシーの守られた適切な環境に置き，助産の専門家である助産師が寄り添うことで，不必要な医療の介入なしにお産を遂行することが可能です。

　そのために一番大切なことは，産む女性自身がお産に積極的に主体的に取り組もうとする意識があるかどうかです。20世紀のお産のように，医療従事者に世話をやいてもらう「おまかせ」のお産では，自分らしい自然なお産を行なうことは至難のわざと言わざるを得ません。

　成功の鍵はセルフヘルプ，セルフケアです。妊娠中に十分に時間をかけてセルフケアに努めれば，「自分らしい自然なお産」にチャレンジすることができます。そのためには，十分な助産指導を提供することが必要ですが，指導の努力ははっきりと目に見える成果として顕れます。

　本書が妊産婦さんに寄り添う助産師さんたちの指導書として，少しでもお役に立てればこのうえない幸せです。

　お産の介助に関わる助産師さんたちは，まずこの本を読んでみてください。妊産婦さんにどのような指導をすることが本当に大切なのかを理解できると思います。

　最後に，本書は著者の1人，進純郎の同志として助産の道に情熱を注いでいた途上に，心ならずも若くして黄泉への旅路を歩むことになってしまった森山愛子助産師の熱き思いに少しでも応えることができればと祈念しつつまとめたものです。共著者の高木愛子助産師は森山愛子さんの志を形にするべく，私と積極的にセミナーで講演し，全国の助産師さんにメッセージを送り続けてくれています。森山愛子さんも「千の風になって」，これからも全国の助産師さんと産む女性に力と勇気を降り注ぎ続けてくれることと思います。

2010年10月　　　　　　　　　　　　　　　　　　　　　　　進　純　郎

はじめに

バースセンター導入に関して

　院内助産であっても院外助産であっても，一施設が助産師に特化した助産師主導のバースセンターを導入するには，多くの課題をクリアしなければなりません。なかでも一番の課題は，助産師主導のお産の必要性を助産師自身が「自分たちの問題」として捉えているかどうかということです。

　目新しいシステムに多くの助産師はそれなりの興味を示すものの，いざ実際に動き出そうとすると「自信がない」「これまでのままでいよう」と尻込みし，途中で諦めてしまうケースがあることをしばしば耳にします。

　また，せっかく動きはじめ，成果も上がっているのに，1年もしないまま，慣れ親しんだ以前の働き方に逆戻りしてしまう施設も少なくありません。これは，まだ確固たる信念が助産師の心の中に根づいていないためです。

　助産師主導のバースセンター導入に際しては，その施設の医師との協働が不可欠です。産科医が不足したからバースセンターをというだけの考えで導入したために，別の産科医が赴任してきた途端にバースセンター打ち切りといった悲しむべき方向に動いてしまった施設も多々存在します。バースセンター導入の意義は何なのかを考え，単なる自分たちの問題としてだけでなく，国民全体の問題として取り組むような「問題意識」が芽生えることが必要です。

　しかも，その推進のトップは，医師であろうが助産師であろうが，率先垂範の気持ちで陣頭指揮に当たらなければなりません。病院スタッフ全員をお産の改革を目指した「燃える志士」の集団に変え，病院全体が使命感にあふれていくような風土づくりが欠かせません。たった1人の改革者（リボリューショナー）だけではこの事業の成功はかないません。あくまで組織全体の全員参加が求められるのです。

助産師の意識改革 ── 力量のアップ

　バースセンターを立ち上げるためには，助産師の力量アップが不可欠です。そのためには助産師の基礎知識の向上が求められます。産科医の信頼を得るためには，生理学，解剖学，病理学，免疫学，薬理学など学問的裏づけがどうしても必要なのです。

　上げ底式のうわべだけの学問では，いのちに関わる仕事を未来永劫に続けるのは困難でしょう。本書は，まだまだ学問的に自信を持てないと考え

自律と自立に踏み出せない助産師たちに贈るものです。

　本書は1つひとつの問題点に対してできるだけ高く，深く，広い視野から追求し，わかりやすく，覚えやすいかたちで助産師諸姉に情報を提供することを目的としています。

　自分が弱いと思う部分から読み始めるのも結構ですし，巻頭から読んでも結構です。私たちは，読者の皆さんがこの本を読めばそれで事足りると考えず，この本を土台にしてさらに深く助産学を追求されることを希望してやみません。

進　純郎
高木愛子

目　次

1章 まずこれだけは！　ハイリスク妊婦の把握と対応

1. ハイリスク妊婦抽出のためのチェックリスト

主に初診時に明らかになる理学所見と既往歴 ── 2
理学所見（非妊娠時あるいは妊娠初期）　2
家族歴　2
既往歴　2
経産婦に関しての産科既往歴　3

妊娠週数別チェックリスト ── 3
妊娠 13 週頃まで　3
20～25 週頃　4
24～28 週頃　4
30 週頃　4
33～37 週頃　5
37 週頃　5

健診時毎回行なうチェックリスト ── 5

2. 助産師が理解しておかなければならない 3 つの疾患

妊娠高血圧症候群（PIH） ── 6
定義　6
発生頻度　6
成因および病態　7
発生機序に関する因子　7
危険因子　7
病型分類　7
症候による病型分類　8
発症時期による病型分類　8
一般的予防法　9
栄養管理　10
塩分制限は必要か　11
水分摂取は必要か　11
発生率が経産婦より初産婦のほうが高いのはなぜか　11

切迫早産 ── 12
切迫早産とは　12
早産と早産前期破水がなぜ問題なのか　13
切迫早産の原因　13
絨毛膜羊膜炎（CAM）による切迫早産　14
切迫早産の留意点　15
切迫早産の診断　16
CAM，羊水・胎児感染の検査　18

前期破水（PROM） ———————————————————————————— 18
　　原因　18
　　ハイリスク因子　19
　　発生頻度　19
　　発生機序　19
　　破水の診断法　19
　　preterm PROM の二次検査　20
　　preterm PROM の問題点　20

3. 外来でできる子宮内胎児発育遅延（IUGR）児の well-being の診断法

胎児 well-being 診断の検査 ———————————————————————— 22
　　NST　22
　　CST　22
　　BPS　22
　　modified BPS　22

2章 外来でのアセスメント

1. 基本的な検査と診察

外来で行なう検査，診察の種類 ———————————————————— 27
血液検査（定期検査）———————————————————————— 28
　　血液検査の種類　28
　　末梢血血液検査　28
　　妊娠中の貧血の診断　29
　　鉄欠乏性貧血以外の貧血の診断　30
　　多血症の問題　30
　　血小板数の異常　31
触診—妊婦に触れることの意義 ———————————————————— 31
　　レオポルド触診法　32
　　ザイツ法（児頭の触診）　33
　　子宮底長の測定　34
　　腹囲の測定・腹部視診　36
乳房の視診，触診—肥大とオキシトシンの乳房への作用 ———————— 37
　　プロラクチン　38
　　オキシトシン　38
浮腫 ———————————————————————————————— 38
　　症状　39
　　影響　39
　　浮腫のある妊婦の水分摂取　40

外陰部の視診 — 40
外陰部の異常発見：奇形，カンジダ外陰炎・腟炎，外陰ヘルペスなど　40
静脈瘤　40
バルトリン腺嚢腫，膿腫　40
その他　40

腟鏡診・内診 — 40
腟鏡診の適応　40
内診　42

胎児心音の読み方 — 43

尿糖 — 44
尿糖はなぜ出現するのか　44
尿糖（＋）は妊娠糖尿病（GDM）と診断してよいか　45
尿糖（＋）は GDM として取り扱うべきか　46
GDM のリスクファクター　46
GDM のスクリーニング　47

尿たんぱくの出現と病態 — 47
妊娠時のたんぱく尿の評価　48

血圧の測定方法 — 49
血圧評価法　49
妊婦外来血圧測定時の注意点　49
家庭血圧の測定法とその意義　49
助産師外来で血圧が 140/90 mmHg のときの対応　50
白衣高血圧とは　50
仮面高血圧とは　51

体重増加—非妊娠時より 15 kg 以上増加したときの対処法 — 52

2. 自覚症状，その他のトラブルへの対応

子宮収縮の自覚と切迫早産の予知 — 53

便秘の原因と対処法 — 53

頭痛の原因と対処法 — 54

お腹が痛いと訴えがあった場合の予想すべき疾患 — 55
急性虫垂炎　55
HELLP 症候群　55
常位胎盤早期剥離　56

外来で性器出血を見たときの対応 — 56
出血　56
疼痛　56
疾患の鑑別　56

嘔気，嘔吐を伴った腹痛 ——————————————————————— 57
急性胃腸炎　57
HELLP症候群　57
急性虫垂炎　57
急性腎盂腎炎　57
急性膵炎　57
尿路結石　58
水腎症　58

胸やけの原因と対処法 ——————————————————————— 58

鼻血・難聴 ——————————————————————————————— 59

動悸・息切れの原因と対処法 ————————————————————— 59
動悸の出現　59
息切れ　60

DVが疑われたら ———————————————————————————— 60

3. 妊婦健診での検体検査と説明

感染症 ——————————————————————————————————— 61
B型肝炎ウイルス（HBV）　61
C型肝炎ウイルス（HCV）　63
トキソプラズマ感染症　64
風疹　65
HIV感染症　66
成人T細胞白血病（ATL）　67
梅毒　68
B群溶血性連鎖球菌（GBS）　70
ヒトパルボウイルス（伝染性紅斑）　70
単純ヘルペス感染症（外陰ヘルペス）　71

不規則抗体 ———————————————————————————————— 72
測定の意義　72

妊娠初期子宮頸がん細胞診 ——————————————————————— 73
子宮頸部細胞診結果が異常の際の取り扱い　73
細胞診の判定結果の表現　74

4. 助産外来で必要な超音波検査

経腟超音波検査と経腹超音波検査 ————————————————————— 75
超音波検査の項目　76
妊娠初期の超音波スクリーニングと助産外来　77
超音波検査による胎児体重の推定　78

羊水量の測定 ———————————————————————————— 81
　　　　羊水ポケットの測定　*82*
　　　　AFI の測定　*83*

　　頸管因子による切迫早産の診断 ————————————————————— 83
　　　　切迫早産の確認のための頸管因子　*83*
　　　　さまざまな頸管の変化　*83*

　　胎児の向きの診断 ——————————————————————————— 84

　　胎盤の位置の確認 ——————————————————————————— 84

　　臍帯の超音波検査 ——————————————————————————— 84

　　胎児奇形の超音波検査 ————————————————————————— 86

　　COLUMN
　　　　下肢の「むくみ」が左足に出やすいのはなぜか　*89*

3章　身体づくり―体重・栄養・運動

1. 体重

　　身長の妊娠・出産への影響 ——————————————————————— 92

　　やせと肥満 ——————————————————————————————— 93

　　妊娠による体重増加量のめやす ———————————————————— 94

　　肥満妊婦の問題点 ——————————————————————————— 95

　　やせ妊婦と低栄養の問題点 —————————————————————— 97

2. 栄養

　　栄養の基礎 ——————————————————————————————— 98
　　　　必要エネルギーとは　*98*
　　　　たんぱく質，脂質，炭水化物（糖質）　*99*
　　　　ミネラル　*100*
　　　　ビタミンの種類とその作用　*105*
　　　　ビタミン A 群　*106*
　　　　ビタミン B 群　*107*
　　　　ビタミン C　*108*
　　　　ビタミン D　*109*
　　　　ビタミン K　*109*
　　　　ビタミン E　*109*

脂肪酸 *110*
　　　コレステロール *111*
　妊娠中の食事の注意点 ────────────────────────── *112*
　　　1日3度の食事は忘れずに *112*
　　　塩分摂取のポイント *112*
　　　味噌・しょう油・ソースの注意点 *113*
　　　油脂食品の上手な食べ方 *113*
　　　レトルト食品の上手な食べ方・使い方 *114*
　　　惣菜の上手な使い分け *114*
　　　インスタントラーメン *114*
　　　スナック菓子 *115*
　　　ファストフードは肥満のもと *115*
　　　牛乳 *115*
　　　嗜好飲料 *116*
　　　水を積極的に飲もう *116*
　　　カロリー計算より週1度の体重測定を *117*
　自宅での調理と食材選び ────────────────────────── *117*
　　　自然に近い食材を求めよう *117*
　　　肉の上手な食べ方 *118*
　　　緑黄色野菜 *118*
　　　大豆製品 *118*
　　　魚介類 *119*
　重症妊娠悪阻となる身体のメカニズム ────────────── *119*

3. 妊娠と運動

　運動と体重減少 ──────────────────────────────── *120*
　妊娠中の運動の利点 ──────────────────────────── *121*
　有酸素運動を取り入れる ──────────────────────── *121*
　運動をしてよい妊婦と注意すべき妊婦 ──────────── *122*
　運動と胎児への影響 ──────────────────────────── *123*
　妊娠中に効果的な運動（ウォーキング）──────────── *123*
　　　ウォーキングの方法 *124*
　　　運動（ウォーキング）の実際 *124*
　全身リラックスのための運動法 ────────────────── *125*
　　　立った姿勢でのリラックス運動 *125*
　　　座った姿勢でのリラックス運動 *126*
　お産のときの呼吸法に向けた指導 ──────────────── *130*
　　　気功をもとにした呼吸法 *130*

呼吸法の実際　*131*

妊娠中のセックスと切迫早産・早産の関係 ──132
　　　性的欲求　*132*
　　　性器の変化　*132*
　　　セックスによる妊娠への影響　*133*
　　　セックスを制限したほうがよい妊婦　*133*
　　　セックスと早産　*133*
　　　妊娠中のセックス　*134*

おわりに ──135

索　引 ──137

表紙写真：宮崎雅子　　表紙および本文デザイン：高野京子

1章

まずこれだけは!
ハイリスク妊婦の把握と対応

1 ハイリスク妊婦抽出のためのチェックリスト

　ここではまず先行研究を参考に作成したハイリスク妊婦抽出のためのチェック項目を列記しますので，助産外来担当の助産師はリスクの有無のふるい分けに活用してください。これらの項目で問題になった場合は，医師外来で診てもらうことを検討しなければなりません。

主に初診時に明らかになる理学所見と既往歴

　初診時には以下の項目をチェックします。

理学所見（非妊娠時あるいは妊娠初期）
- □身長（≧150 cm）
- □年齢（＜35歳）
- □18＜BMI＜27（BMIについては93頁参照）
- □高身長（＞160 cm）だが，「やせていて極端に手足が長い」という印象がない
- □血圧（収縮期血圧＜140 mmHg かつ拡張期血圧＜90 mmHg）
- □たんぱく尿半定量陰性
- □尿糖陰性

家族歴
- □両親あるいは兄弟姉妹に高血圧なし
- □両親あるいは兄弟姉妹に糖尿病なし
- □両親あるいは兄弟姉妹に既知の遺伝性疾患なし
- □両親あるいは兄弟姉妹に40歳未満の突然死（事故などを除く）なし

既往歴
- □既知の内科・外科・神経疾患（喘息，糖尿病，心臓手術，自己免疫疾患，甲状腺疾患，てんかん，神経疾患，その他）なし
- □内科・精神疾患による長期（＞2か月）薬剤服用歴なし
- □子宮頸部円錐切除術既往なし
- □子宮筋腫の診断歴，あるいは子宮筋腫核出術既往なし
- □子宮奇形の診断歴なし

□ 3 回以上の自然流産歴なし

経産婦に関しての産科既往歴
□ 帝王切開既往なし
□ 切迫早産のための長期入院（≧14 日間）歴なし
□ 子宮頸管縫縮術歴なし
□ 早産（＜37 週）歴なし
□ 妊娠糖尿病診断歴なし
□ 妊娠高血圧症候群既往なし
□ 子癇既往なし
□ 常位胎盤早期剥離既往なし
□ HELLP 症候群既往なし
□ 分娩時大量出血既往なし
□ 子宮内反症既往なし
□ 死産既往なし
□ 重症仮死児（5 分後アプガースコア＜7）出産既往なし
□ 新生児（生後 28 日未満）死亡既往なし
□ 低出生体重児（＜2500 g）出産既往なし
□ 巨大児（≧3800 g）出産既往なし
□ 形態異常児（体表ならびに内臓）出産既往なし
□ 先天性感染症児〔B 群連鎖球菌（GBS），サイトメガロウイルス（CMV）など〕出産既往なし
□ 運動神経麻痺児（脳性麻痺，腕神経叢麻痺など）出産既往なし
□ 知的発育の遅れた児の出産既往なし

妊娠週数別チェックリスト

定期妊婦健診時には，妊娠週数に応じて以下の項目をチェックします。

妊娠 13 週頃まで
□ 単胎妊娠
□ B 型肝炎表面抗原（HBs 抗原）（−）
□ C 型肝炎ウイルス（HCV）抗体（−）
□ 不規則抗体（−）
□ 血液型（A，B，AB，O）確認済み
□ Rh（D）（＋）
□ 風疹抗体 HI が 32〜128 倍

- □梅毒スクリーニング（−）
- □HIV（ヒト免疫不全ウイルス）スクリーニング（−）
- □HTLV-1（ヒトT細胞白血病ウイルス-1）抗体（−）
- □ヘルペスウイルス（−）
- □食後血糖値<100 mg/dL〔≧100 mg/dL の場合は75 g 経口ブドウ糖負荷試験（OGTT）検査へ〕
- □ヘモグロビン（Hb）濃度≧10.5 g/dL（<10.5 g/dL の場合，鉄剤の処方）
- □血小板数≧15万/μL（値にもよるが特発性血小板減少症合併も考慮する）
- □白血球数<1万2000/μL（≧1万2000/μL の場合，感染症や白血病に注意）
- □腟内クラミジア抗原（−）（＋の場合，除菌を30週頃までにする必要あり）
- □子宮腟部細胞診正常（class≦Ⅱ）

20～25 週頃

- □子宮頸管長≧3.0 cm
- □内子宮口開大（funneling）（−）
- □胎盤位置正常
- □羊水量正常
- □胎児発育正常

24～28 週頃

- □50 g glucose challenge test（GCT）の1時間値<140 mg/dL（≧140 mg/dL の場合，75 g OGTT 検査へ）

30 週頃

- □子宮頸管長≧2.5 cm
- □胎盤位置正常
- □羊水量正常
- □胎児発育正常
- □頭位
- □Hb 濃度≧10.0 g/dL
- □ヘマトクリット（Ht）値<35%
- □血小板数≧15万/μL
- □初期血小板と比べて7万/μL 以上の減少なし

☐白血球数＜1万2000/μL

33〜37週頃
☐GBS（−）

37週頃
☐頭位
☐巨大児の可能性低い
☐Hb濃度≧9.5 g/dL
☐Ht値＜38%
☐血小板数≧15万/μL

健診時毎回行なうチェックリスト

　定期妊婦健診では，先述の妊娠週別のチェック項目に加えて以下の項目もチェックします。
☐頻回の子宮収縮（1時間当たり4回以上の収縮，問診による）なし
☐喉の渇き（妊娠30週以降，問診による）の訴えなし
☐全身倦怠感の訴え（妊娠30週以降，問診による）なし
☐前回健診時（妊娠30週以降）からの体重減少なし
☐高血圧（収縮期血圧≧140 mmHg あるいは拡張期血圧≧90 mmHg）なし
☐浮腫なし
☐1週間当たりの体重増加＜0.5 kg
☐たんぱく尿（≧1+）なし
☐子宮底長正常範囲内
☐胎児心拍数正常（110〜160 bpm）
☐頭位（32週以降）

2 助産師が理解しておかなければならない3つの疾患

　定期的な妊婦健診がなぜ必要かというと，健診の中でハイリスク妊娠を抽出し，ハイリスク妊娠に対して医療のもとで安全にお産を遂行させるという目的があるからです。

　定期妊婦健診でチェックしなければならない最重要疾患は，妊娠高血圧症候群（pregnancy induced hypertension；PIH）と切迫早産，前期破水（premature rupture of the membrane；PROM）です。まず，これらの疾患の発症に万全の注意を払い，万一これらの疾患が疑われた際は，スムーズに医師外来に紹介することが大切です。産科医との協働に必要なのはリスクを見きわめる力であり，これらの疾患を正しく理解しておくことにより，産科医からの信頼を得ることができるでしょう。

　助産外来に携わる助産師は，まずこれらの疾患をじっくりと学んでほしいと思います。なぜならば，通常助産外来は妊娠16週前後の妊婦からが対象となりますが，これらの疾患が本格的に牙を見せ始めるのは妊娠20週以降であり，助産外来の最中に病態が明らかになり始めるためです。これらの疾患を十分に習得しておけば早期に医師外来へ紹介でき，妊婦に起こる重大な危険を回避することができます。

　本項では診断まで言及しますが，治療は医師外来で行なうため，治療に関しては解説しないことをお断りしておきます。

妊娠高血圧症候群（PIH）

定義
　PIHとは，妊娠20週以降，分娩後12週までに高血圧がみられる場合，または高血圧にたんぱく尿を伴う場合のいずれかで，かつこれらの症候が偶発合併症によらないものをいいます。

発生頻度
　発生頻度は3～4％です。PIHは臨床的には高血圧を主体とし，たんぱく尿をきたす妊娠時の適応不全と考えられており，この病態は妊娠現象が続く間は不可逆的に進行します。

成因および病態

PIHの成因および病態を以下に挙げます。
- 血管内皮障害
- 血管けいれん
- 凝固異常
- 血小板・好中球の活性化などによる末梢循環不全

発生機序に関する因子

PIHが発生する因子として、以下が考えられています。
- 子宮胎盤循環不全によるトロホブラスト障害
- 螺旋(らせん)動脈異常
- 絨毛の増殖、肥大
- 絨毛間腔の血栓形成（トロンボフィリア）

危険因子

PIHの危険因子としては、以下が挙げられます。
- 初産婦
- PIHや子癇の家族歴を有する妊婦
- 高齢妊婦
- 若年妊婦
- 肥満妊婦
- 多胎妊娠
- 糖尿病
- 本態性高血圧
- 慢性腎炎合併妊娠

病型分類

まずは日本産科婦人科学会の定義のもとに定められた病型分類を、しっかりと理解してください。

妊娠高血圧腎症（preeclampsia）

妊娠20週以降に初めて高血圧が発症し、かつたんぱく尿を伴うもので、分娩後12週までに正常に復するもの。

妊娠高血圧（gestational hypertension）

妊娠20週以降に初めて高血圧が発症し、分娩後12週までに正常に復するもの。

加重型妊娠高血圧腎症（superimposed preeclampsia）

- 高血圧が妊娠前あるいは妊娠20週までに存在し、妊娠20週以降にたん

表1　症候による PIH の病型分類

軽症	高血圧	血圧がいずれかに該当する場合 ・収縮期血圧：140 mmHg 以上で 160 mmHg 未満 ・拡張期血圧：90 mmHg 以上で 110 mmHg 未満
	たんぱく尿	原則として 24 時間尿を用いた定量法で測定し，300 mg/日以上で 2 g/日未満
重症	高血圧	血圧がいずれかに該当する場合 ・収縮期血圧：160 mmHg 以上 ・拡張期血圧：110 mmHg 以上
	たんぱく尿	2 g/日以上の場合 随時尿を用いる場合は複数回の新鮮尿検査で，連続して 3+（300 mg/dL）以上の場合

ぱく尿を伴うもの。
- 高血圧とたんぱく尿が，妊娠前あるいは妊娠 20 週までに存在し，妊娠 20 週以降に，いずれか，または両症候が増悪するもの。
- たんぱく尿のみを呈する腎疾患が，妊娠前あるいは妊娠 20 週までに存在し，妊娠 20 週以降に高血圧が発症するもの。

子癇（eclampsia）

妊娠 20 週以降に初めてけいれん発作を起こし，てんかんや二次性けいれんが否定されるもの。発症時期により，妊娠子癇，分娩子癇，産褥子癇に分けられます。

症候による病型分類

PIH 妊婦では高血圧と尿たんぱくが腎機能とある程度相関することが知られており，PIH の病態を反映すると考えられます。

収縮期血圧≧180 mmHg，拡張期血圧≧110 mmHg で有意に母体合併症が増加し，たんぱく尿では≧5～6 g/日で有意に母体合併症が増加すると報告されています。

症候による PIH の病型分類を**表 1** に示します。

発症時期による病型分類

妊娠 32 週未満に発症するものを早発型（early onset type），妊娠 32 週以降に発症するものを遅発型（late onset type）とします*。

早発型・遅発型の分類を加える理由

先述のように PIH では早発型・遅発型の分類を記しますが，それは以下のような理由からです。

---

*高血圧を h・H，たんぱく尿を p・P（軽症は小文字，重症は大文字），早発型を EO（early onset type），遅発型を LO（late onset type），加重型を S（superimposed type）および子癇を C と略記します。妊娠高血圧腎症は（Hp-EO）や（hp-LO）など，妊娠高血圧は（H-LO），（h-LO）など，加重型妊娠高血圧腎症は（Hp-EOS）や（hp-LOS）など，子癇は（HP-EOC）や（H-LOC）など，加重型の子癇は（HP-EOSC），（hp-LOSC）などと表示します。

- 妊婦の血圧は通常，妊娠16～20週までは低下し（生理的血圧低下），その後，妊娠20週以降は非妊レベルまで上昇します。
- 妊娠20週以前の高血圧のほとんどは本態性高血圧です。
- 正常妊娠では，循環血液量は増加し，心拍出量も増加するのに血圧は下降し，レニン・アンギオテンシン・アルドステロン系は抑制されています。
- 妊娠高血圧では妊娠18～22週を境に，持続的にアンギオテンシンIIに対する血管感受性が亢進します。

高血圧発症頻度から妊娠32週前後での区分の必要性を分析した結果では，重症高血圧の発症するパターンは妊娠28～32週では28％，妊娠36週以降では25％でした。また，新生児死亡率，神経学的後遺症（脳性麻痺，てんかん，神経運動発達遅延）の発生頻度は，早発型で各16.7％，33.3％でしたが，遅発型では両者ともに0％であったとの報告があります[1]。

早発型PIHの児の問題

早発型PIHの場合，胎児の重要臓器である脳への血流を維持しようとする代償性脳血流増加（brain sparing effect；BSE）が破綻した結果，頭部の発育も障害されたsymmetric IUGR（intrauterine growth restriction；子宮内胎児発育遅延），すなわちやせ型のIUGR児となることが知られています。

脳室周囲白質軟化症（periventricular leukomalacia；PVL），脳性麻痺（cerebral palsy；CP），精神発達遅滞（mental retardation；MR）の発症は，PIHの重症度よりも妊娠32週未満の早産であることが最も関与することから，妊娠継続が重要です。

早発型PIHの予後は上述したとおりですが，遅発型に比べて早発型は新生児死亡率，神経学的後遺症とも不良です。

その他の症候と疾患

- 妊娠たんぱく尿（gestational protenuria）：妊娠20週以降に初めてたんぱく尿が指摘され，分娩後12週までに消失するもの。病型分類には含めません。
- 慢性高血圧症（chronic hypertension）：加重型妊娠高血圧腎症を併発しやすく，PIHと同様の管理が求められます。妊娠中に増悪しても病型分類には含めません。
- 肺水腫，脳出血，常位胎盤早期剥離，HELLP症候群：これらは必ずしもPIHに起因するものではありませんが，かなり強い因果関係がある重篤な疾患です。病型分類には含めません。

一般的予防法

PIH発生の予防のために，以下のことが考えられています。

表2　母体内の脂質の分布

項目	第1妊娠三半期	第2妊娠三半期	第3妊娠三半期
総コレステロール	216 mg/dL	285 mg/dL	310 mg/dL
HDLコレステロール	42 mg/dL	47 mg/dL	49 mg/dL
トリグリセリド	208 mg/dL	332 mg/dL	417 mg/dL
遊離脂肪酸	274 mg/dL	359 mg/dL	396 mg/dL

①軽度の運動が推奨されます。

②就労中の妊婦は就労のストレスを回避する職場の配慮が必要です。

③本態性高血圧と異なりPIHでは減塩による改善効果は少ないので，7 g/日以下程度の減塩を指導するにとどめます（11頁）。

④低用量アスピリン療法は低リスク群での予防効果はなく，高リスク群でも否定的であり，常位胎盤早期剝離が増加する可能性がある，という報告もみられます。

⑤カルシウム摂取は疫学的に予防効果はありません。

栄養管理

PIHの妊婦の食事は以下の注意が必要です。

①妊娠中の体重増加の上限はBMIから目標を計算し，エネルギー摂取量を考えます。

②塩分摂取は7 g/日以下の軽度な制限にとどめます。

③たんぱく質摂取量は60～80 g/日とします。

④脂肪摂取量は総カロリーの25%未満に抑え，ω-3系脂肪酸（不飽和脂肪酸でα-リノレン酸，エイコサペンタエン酸〈EPA〉，ドコサペンタエン酸〈DPA〉，ドコサヘキサエン酸〈DHA〉など）を多く食事に取り入れます。

⑤食事療法は，原則として低カロリー，低塩，高たんぱくです。しかしこれは肥満妊婦ではウエイト・コントロールのために必要ですが，やせている妊婦では不要かもしれません。

⑥妊娠中のエネルギー代謝をみると，妊婦は妊娠中期までに脂肪を体内に蓄積します。この蓄積された脂肪組織に抗インスリンホルモンのヒト胎盤ラクトーゲン（hPL），成長ホルモン（GH），グルカゴンなどが作用すると，一部は遊離脂肪酸，総コレステロール，トリグリセリドとなり，妊娠末期には母体のエネルギー源となります。そのため妊娠末期は心筋梗塞前夜のような高コレステロール状態となるのです。一方，トリグリセリドの一部はグルコースに変換され，胎児脳発育や胎児発育・成熟に用いられます。母体内の脂質の分布を**表2**に示します。

塩分制限は必要か

　塩分（ナトリウム：Na）の過剰摂取は高血圧につながるという点では，ナトリウム制限は理論的に正しいといえます。しかし非妊娠時においてナトリウムは蓄積傾向にありますが，妊婦では過剰な量は排泄されるので，塩分制限の必要はないかもしれません。

　妊婦の塩分摂取は7g/日以下が理想的（これ以下に制限する必要なし）で，日本人への指導は薄味程度の指示でよく，妊娠前の約1/2程度の塩分摂取ならよいと考えられます。

　PIHでは，もともと循環血液量が減少しているので，そこでさらにナトリウムを制限すると循環血液量をさらに減少させることになります。また，正常妊娠中はレニン・アンギオテンシン・アルドステロン系が抑制されていますが，ナトリウム制限によりその再活性化が生じて高血圧を招く危険性が高くなります。

水分摂取は必要か

　PIHでは循環血液量が減少して高ヘマトクリット（Ht）血症を呈しているので，水分摂取は循環血液量を増加させPIHの改善につながります。ですから，水分制限をすると循環血液量がますます減少し，PIHの増悪を招きます。

発生率が経産婦より初産婦のほうが高いのはなぜか

　プロゲステロン，エストロゲンは胎盤で産生されレニン基質の産生を促進します。レニンの分泌が高まると肝臓でアンギオテンシンⅠが産生され，これが肺組織からアンギオテンシンⅡを誘導します。これは血管攣縮，血圧上昇を促しますが，正常妊婦ではプロスタグランジン（PG）の増加によりアンギオテンシンⅡを抑制し，血圧の上昇を予防しています。しかしPIH妊婦ではプロスタグランジンの分泌が増加せずアンギオテンシンⅡが増加して高血圧を招きます（図1）。

　また，大きくなった妊娠子宮が腹部大静脈を圧迫すると，下肢の静脈うっ血が生じて下肢に浮腫や静脈瘤が発生します。さらに脊柱側への圧迫が強くなると腎静脈が圧迫され，腎臓への血流量が減少し，このためレニン・アンギオテンシン系が作動して高血圧やたんぱく尿を招きます（図2）。

　PIHの発生率が経産婦より初産婦に多いのは，①初産婦では腹壁の弛緩がなく，②脊柱側への妊娠子宮の圧迫が経産婦より強いことが高血圧発症につながっているためです。左側臥位をとると大静脈の圧迫が解除され，高血圧が改善されます。

図1　PIHの病態

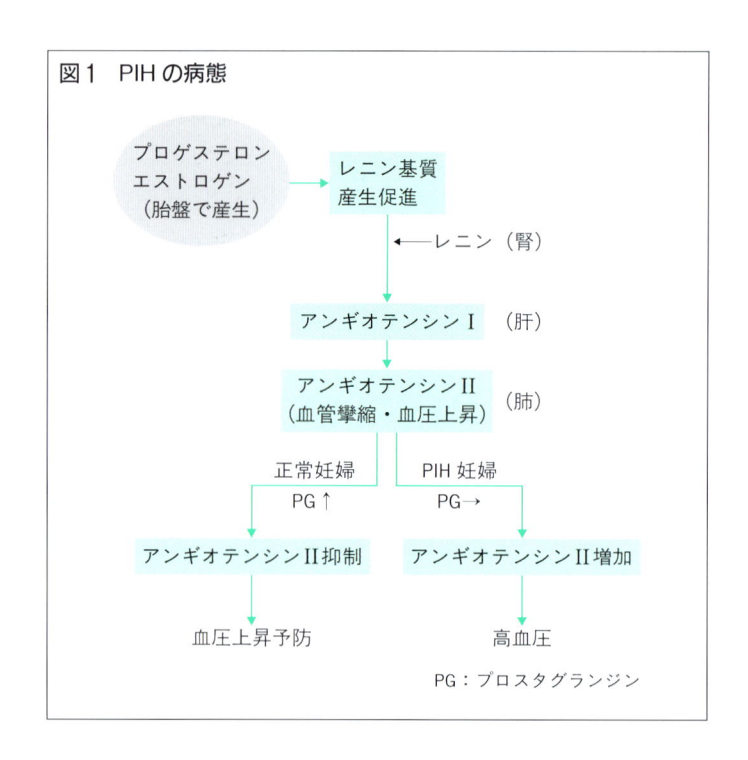

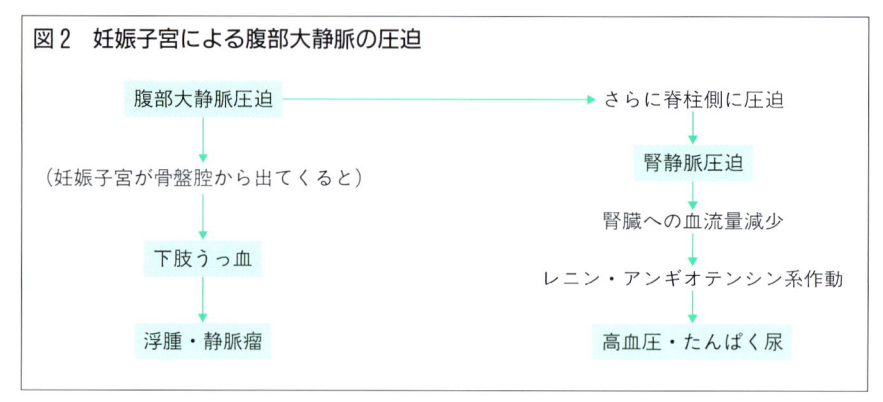

```
プロゲステロン
エストロゲン  →  レニン基質産生促進
(胎盤で産生)
              ← レニン(腎)
              ↓
          アンギオテンシンⅠ（肝）
              ↓
          アンギオテンシンⅡ
          (血管攣縮・血圧上昇)（肺）
          ↓                ↓
     正常妊婦            PIH妊婦
      PG↑                PG→
       ↓                  ↓
  アンギオテンシンⅡ抑制   アンギオテンシンⅡ増加
       ↓                  ↓
    血圧上昇予防           高血圧

              PG：プロスタグランジン
```

図2　妊娠子宮による腹部大静脈の圧迫

```
腹部大静脈圧迫 ──────────→ さらに脊柱側に圧迫
    ↓                              ↓
(妊娠子宮が骨盤腔から出てくると)    腎静脈圧迫
    ↓                              ↓
  下肢うっ血                   腎臓への血流量減少
    ↓                              ↓
 浮腫・静脈瘤              レニン・アンギオテンシン系作動
                                   ↓
                             高血圧・たんぱく尿
```

切迫早産

切迫早産とは

　切迫早産とは「子宮収縮や子宮頸管の熟化が進行し，近い将来に早産に至る状態」と定義されています。妊娠24〜30週に多く認められます。妊娠の安定期は切迫早産の好発時期であると認識するべきです。

　早産とは，妊娠37週未満に児が生まれることで，自然早産と人工早産の2種類が存在します。
①自然早産（75％）：切迫早産，PROMによるもの
②人工早産（25％）：前置胎盤，常位胎盤早期剝離，胎児機能不全，PIH

表3　早産の原因と頻度

原因	頻度（％）
胎盤の異常 （前置胎盤，常位胎盤早期剥離，絨毛膜下血腫）	50
絨毛膜羊膜炎（CAM）	38
免疫学的要因	30
頸管無力症	16
子宮因子	14
母体要因	10
外傷，外科的疾患	8
胎児異常	6
特発性	4

Lettieri L, et al: Does "idiopathic" preterm labor resulting in preterm birth exist?. Am J Obstet Gynecol, 168: 1480-1485, 1993.

などのために妊娠継続を中止するもの

早産と早産前期破水がなぜ問題なのか

早産では，①児の未熟性，②子宮内感染，③胎児機能不全（胎児ジストレス）が大きな問題となります。周産期死亡の70％以上は早産児であり，切迫早産とPROMで早産の原因の60〜70％を占めています。早産と早産前期破水（preterm PROM）を回避すれば，低出生体重児を現在の1/2にすることが可能です。

切迫早産の原因

切迫早産の原因として，以下が考えられています。

・絨毛膜羊膜炎（chorioamnionitis；CAM）
・絨毛膜下血腫
・頸管無力症
・子宮の過伸展（多胎妊娠，羊水過多など）
・子宮の奇形（双角子宮など）
・筋腫合併妊娠
・子宮頸部円錐切除術後
・その他

Lettieriら[2]は早産の原因と頻度を表3のようにまとめています。わが国における早産増加の要因としては，以下が挙げられます。

・高齢出産の増加
・多胎妊娠の増加
・喫煙率の上昇
・ダイエットによるやせの増加

・細菌性腟症の増加

　高齢妊娠に多い子宮筋腫合併妊娠では，筋腫による物理的圧迫や筋腫の変性から炎症を伴い，子宮筋でプロスタグランジンが産生されて，子宮収縮が生じることがあります。また子宮頸部円錐切除術後には早産の危険が高く，はじめから医師外来での健診が必要です。

　そのほかには母児間血流障害（chronic abruption-oligohydramnios sequence；CAOS）という病態があることを忘れてはなりません。これは明らかな原因がなく，不正出血を起こし，正常だった羊水量が流出もないのに羊水過少となり，その後に破水を起こすものです（頻度0.15％）。平均妊娠19週で出血，28週で早産になります。確定診断は病理検査で行ないますが，慢性の早期剥離による病態と考えられています。

絨毛膜羊膜炎（CAM）による切迫早産

　CAMの発症経路として，以下が報告されています。
・上行感染
・経胎盤感染
・腹腔からの感染
・経羊水感染

　このうち腟・頸管からの上行感染が最も高頻度に認められます（図3）。

　妊娠32週未満の早産では，高率（60～90％）にCAMが認められます。助産外来では絨毛膜下血腫による切迫早産に注意が必要です。絨毛膜下に血腫を形成すると脱落膜においてプロスタグランジンが産生され，子宮収縮につながります。定期健診時にわずかでも出血の訴えがあったり出血が確認されたりした際は，すぐに医師外来に紹介することが必要です。

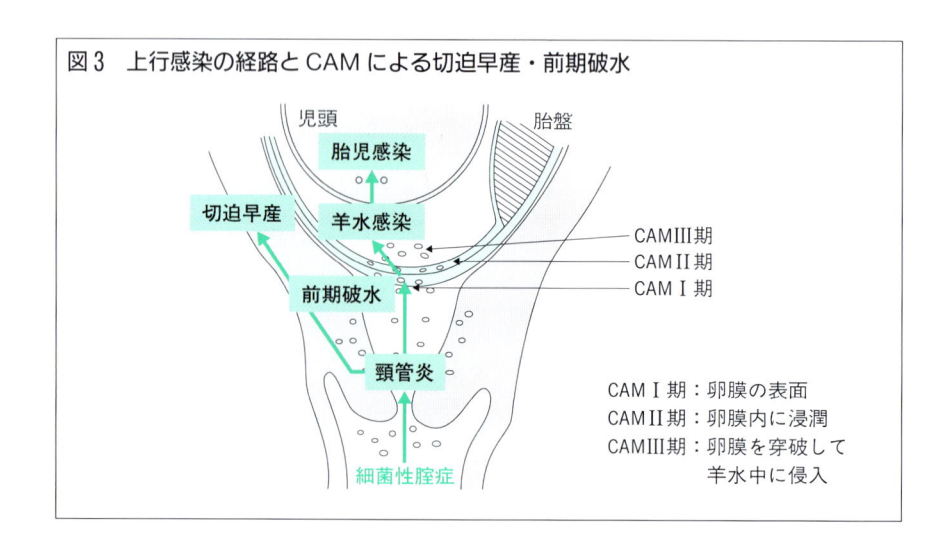

図3　上行感染の経路とCAMによる切迫早産・前期破水

CAMⅠ期：卵膜の表面
CAMⅡ期：卵膜内に浸潤
CAMⅢ期：卵膜を穿破して羊水中に侵入

切迫早産の留意点

　切迫早産では，以下に挙げる4項目に留意して対応することが必要です[3,4]。

早産はくせになるか

　早産に関する以下の傾向を知っておきましょう。

- 初回早産であった妊婦は，正期産をした妊婦の約3倍早産になりやすくなります。
- 初回正期産，2回目早産では，次回の妊娠は24%の割合で早産になります。
- 初回，2回目とも早産であった妊婦の32%は早産になります。
- 前回の分娩週数が早いほど，今回の分娩週数は早くなります。
- 前回破水の既往がある場合，PROMを反復する確率は16.7%，早産となる確率は34.2%です。
- 前回が頸管無力症であった場合は，今回も頸管無力症の可能性がほとんどです。

早産になりにくい症例とは

　以下の場合には，助産外来で引き続き観察していても大丈夫です。

- 子宮収縮がみられるが規則的でなく，痛みを感じない。
- 性器出血はない。
- 絨毛膜下血腫はない。
- 頸管長は保たれている。
- CAMが否定的である。

入院させるかどうか迷う症例とは

　以下の所見がある妊婦は入院させるかどうか迷う症例ですが，この場合は医師外来に移っているので，助産外来での扱いに苦慮する必要はないでしょう。

- 自覚症状に乏しいが規則的に子宮収縮がある。
- ときどき性器出血がある。
- 1指程度子宮頸管が開大しているが，子宮頸管は熟化していない。

入院管理が必要な症例とは

　以下の所見のある妊婦は，医師の診察を経てすぐに入院管理となります。

- 羊水流出がある。
- 持続的子宮出血がある。
- 規則的で自覚症状の強い子宮収縮がある。
- 頸管の短縮，内子宮口の開大(funneling)を経腟超音波検査で認める。
- 頸管内に胎胞が膨隆し腟内に脱出してきた。

切迫早産の診断

かつては切迫早産の診断として，①子宮収縮，②性器出血，③破水，④子宮口の開大（内診所見）が用いられていましたが，最近では，以下の4項目が使われています．

・子宮収縮
・性器出血
・超音波頸管所見
・感染徴候

切迫早産対策の基本は，①子宮収縮の確認，②子宮頸管の変化を可及的早期に発見すること，③感染徴候の察知です．この3項目について説明します．

子宮の収縮

子宮筋には妊娠20週頃からブラックストン・ヒックス波が出現します．この波は子宮内圧20 mmHg以下で1時間に1回程度出現するもので，妊婦にはお腹の張りとして自覚されます．この波じたいは早産につながるものではなく，著者の恩師であった故・室岡一（日本医科大学教授）は，「この子宮の収縮は絨毛間腔の血流促進につながり，胎児にほどよい刺激を与え，胎児の脳の発達に大変役立つものである」とよく語っていました．

切迫早産で出現する子宮の収縮は，妊娠30週以後では1時間に4回以上出現します．しかし1時間当たりの回数より，回数の変化と性状（増加傾向，規則性など）を観察するほうが臨床的に有効であるといわれています．

では，子宮収縮で切迫早産の予知はできるのでしょうか．子宮収縮のみでの切迫早産の正診率は50%以下で，真陣痛と偽陣痛の早期の鑑別診断は頸管の変化が出てくるまでは困難であるといわれています．

子宮頸管の変化

子宮頸管因子による切迫早産の診断としては，以下の4項目が挙げられます．

・内子宮口の開大（funneling）
・胎胞の腟内突出（頸管無力症）
・頸管の短縮
・内子宮口の動的変化を観察

内子宮口の開大は図4のT→Y→V→Uの順に悪化します[5]．経腟超音波所見では図5のようになります．

頸管長は切迫早産を診断するために，一番重要な所見です．適切な頸管長測定時期と回数は，妊娠15～24週までに2回です．頸管長が30 mm以下では厳重観察のうえ外来治療が必要で，25 mm以下は入院を勧めるべきです．そのため助産外来でも経腟超音波検査は必要であり，助産師も

図4 内子宮口の開大の諸相

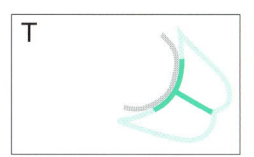

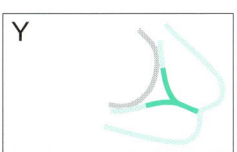

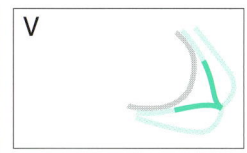

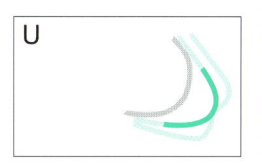

T　Y　V　U

図5 内子宮口の開大（funneling の諸相）

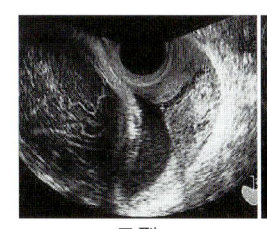

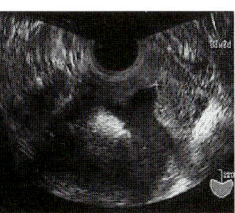

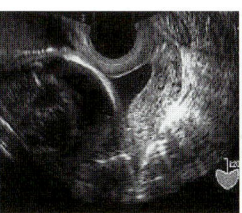

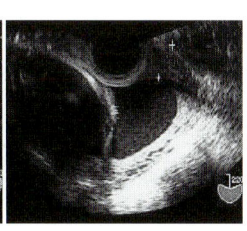

T型　Y型　V型　U型

経腟超音波検査法の習得が不可欠です。もちろん助産師は経腟超音波検査で診断はできません。しかし確認はできるので，疑わしき症例と判明したら医師外来に紹介することが重要です。

感染徴候

上行感染の原因としては，細菌性腟症（bacterial vaginosis；BV）が最も重要です。細菌性腟症は「その細菌は病原菌とはならないが，多くは腟で繁殖することにより腟内に常在し，外部からの細菌感染を防御している *Lactobacillus* を減少，あるいは消失させる状態」と定義されています。

一般に正常女性の腟内 pH は 3.8～4.2 で，腟内酸性度は精液（pH＝7.49），腟洗浄，トリコモナス腟炎などにより減少し，性交により腟内に精液が流入すると腟内酸性化が低下するためコンドームの使用が推奨されています(133 頁を参照)。

BV の診断として Amsel ら[6)]は，
・均質でさらっとした灰白色帯下（肉眼所見）
・腟内 pH 4.5 以上
・採取した腟分泌物に 10％KOH を加えるとアミン臭（魚臭）が生じる（Whiff test）
・新鮮標本の鏡検で clue cell の検出（腟上皮細胞の 20％以上）
の 4 項目のうち，3 項目以上が認められたときとしました。

Lencki ら[7)]は臨床的 CAM の診断基準を，
・母体発熱：38℃以上

- 母体頻脈：100 bpm 以上
- 子宮の圧痛
- 腟分泌物，羊水の悪臭
- 白血球数：1 万 5000/μL 以上

が認められたときとしています。しかし，これでは診断された時点で CAM はすでに進行しており，予防には役立ちません。

また臨床的 CAM の胎児・羊水所見としては，

- 胎児頻脈（≧160 bpm）
- biophysical profile score（BPS；22 頁）の低下（呼吸様運動の抑制や総合点の低下）
- 悪臭のある羊水

が挙げられていますが，これではすでに胎児に炎症が波及してしまっていることになります。胎児に炎症が波及すると高サイトカイン血症が生じ，胎児血清中インターロイキン（IL）-6 は 11 pg/mL 以上となります。これを子宮内炎症症候群（intrauterine inflammatory response syndrome；IUIRS）といいます。

CAM，羊水・胎児感染の検査

CAM，羊水・胎児感染では，以下の検査が行なわれています。

- 臍帯血中 IL-6
- 羊水中 IL-6，グルコース，細菌培養，グラム染色，白血球数
- 顆粒球エラスターゼ
- がん胎児性フィブロネクチン
- 腟内細菌培養

前期破水（PROM）

原因

PROM となる主な原因として以下が考えられています。

- CAM
- 子宮頸管無力症
- 頸管縫縮術など機械的操作後に発生
- 卵膜形成成分の欠損
- 抗リン脂質抗体症候群など，母体内血栓による母児血流障害
- 胎児奇形，染色体異常，羊水量異常
- 母体疾患（糖尿病，免疫不全）
- 妊娠 12 週以降の出血（CAOS；14 頁）

ハイリスク因子

PROM のハイリスク因子を以下に示します。

①感染
- 細菌性腟症→腟・頸管炎→CAM
- 性感染症（sexually transmitted diseases；STD）の既往

②生活歴：喫煙，未婚，複数のセックスパートナー

③妊娠初期・中期の性器出血

④頸管無力症の既往

⑤内診（細菌の混入，プロスタグランジン合成刺激）

⑥前回 PROM

⑦産科的疾患：切迫早産，絨毛膜下出血，多胎妊娠，羊水過多（症），頸管ポリープ，子宮腟部びらん（帯下増量）

⑧産科的処置：羊水穿刺（1.2%），絨毛採取（0.7%）

⑨外科的処置：人工妊娠中絶術，円錐切除術後

⑩その他

発生頻度

全分娩の約 10% が PROM となり，そのうち約 20% が preterm PROM です。早産の約 40% は preterm PROM であり，周産期死亡率の原因の約 10% に相当します。

発生機序

PROM に至る機序は次のように考えられています。
- 上行感染（CAM）と好中球エラスターゼによる卵膜破綻（外因説）
- トリプシンによる卵膜コラーゲン含有量の減少（内因説）
- 子宮内圧の亢進，胎児先進部による物理的卵膜破綻（羊水過多，多胎妊娠など）
- 子宮口の開大または頸管の展退による卵膜保護の減弱（頸管無力症）

破水の診断法

現在の破水の診断法はかつての方法とは異なり，より正確に診断できるようになっています。参考までに従来の方法も記します。

従来の破水の診断法

①視診
- 肉眼的観察＝羊水流出
- 腟鏡診（pooling）

②羊水性状による診断法
   ・pH 測定法
     Brom-Thymol-Blue（BTB）：黄色→青（pH 6.2〜7.8）
     Nitrazine 法：黄色→青（pH 4.5〜7.5）
   ・羊水中コリンエステラーゼ活性証明法（Acholest 法）：黄色→青
   ・シダ状結晶証明法
③胎児成分確認
④羊水中色素注入法（インジゴカルミン色素）

新しい破水の診断法

・がん胎児性フィブロネクチン判定法（ロムチェック）
・α フェトプロテイン判定法（アムテック）
・insulin-like growth factor（PROM test）

preterm PROM の二次検査

破水が確認されたら以下の検査に進みます。

CAM の診断

・腟分泌物中がん胎児性フィブロネクチン（PTD チェック）
・頸管粘液中顆粒球エラスターゼ（エラスペック）
・腟分泌物中細菌培養
・その他，CRP（C 反応性たんぱく）など

子宮収縮モニタリング

・規則的な子宮収縮は切迫早産の診断に有用
・さざ波様子宮収縮波の出現は CAM を示唆する。
  注意深い観察が preterm PROM の回避につながります。

preterm PROM の問題点

preterm PROM では，以下の 5 項目が問題となります。
・児の未熟性
・感染
・羊水過少
・中枢神経系障害
・胎児機能不全

また，分娩か待機かの判断に迷う妊娠 30 週以前の PROM も問題です。
preterm PROM は早産原因の約 40％にものぼります。

3 外来でできる子宮内胎児発育遅延（IUGR）児のwell-beingの診断法

　子宮内胎児発育遅延（IUGR）児の主な診断法として，以下が挙げられます。
・胎児発育評価（超音波以外）：子宮底長，腹囲など
・胎児発育評価（超音波断層検査）
・ノンストレステスト（non-stress test；NST）
・子宮収縮負荷試験（contraction stress test；CST）
・biophysical profile scoring（BPS）
・羊水指数（amniotic fluid index；AFI）
・パルスドプラ法（pulse Doppler）
・その他

　IUGRのスクリーニングのため，次のことが勧められます。
①健診ごとに子宮底長を計測する（図6）。
②リスク因子がない場合でも，妊娠30週頃までには超音波による胎児計測を行ない，必要に応じて再検する。
③IUGR診断には，出生時体重基準曲線ではなく，胎児体重基準曲線を用い，−1.5 SD値以下を診断の目安とする。

　そのほかの所見，あるいは再検による変化の検討から，総合的にIUGRの臨床診断を行ないます。

図6　IUGR児の母親の子宮底長計測

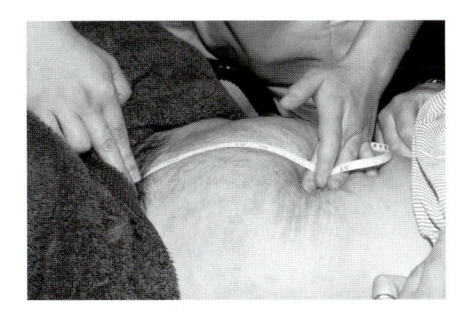

胎児 well-being 診断の検査

　IUGR 児の娩出のタイミングは，迷った場合には妊娠 32 週未満であればできるだけ待機，32 週以降であれば早めに娩出させるのが理想的です。
　主な胎児 well-being を診断する検査法について，簡単に説明しておきましょう。

NST
　NST では，妊娠子宮に子宮収縮の負荷を与えないで，胎動（胎児の自発運動）と心拍数の変化をみます。胎動にあわせて一過性頻脈（acceleration）が出現すれば，胎児の well-being は保たれていると判定します。

CST
　CST とは胎盤機能を評価する検査です。子宮収縮により子宮内圧が上がると，胎盤への血流が減少します。もしも胎盤機能が低下していれば，胎児への酸素供給が一時的に悪化するため，CST で遅発一過性徐脈が認められます。変動一過性徐脈が認められた場合は羊水減少に伴う臍帯圧迫が考えられます。羊水量の減少と胎盤機能低下は相関します。

BPS
　BPS は 1980 年に Manning ら[8]が考案したもので，以下の項目を測定するものです。
①NST
②胎児呼吸様運動
③胎動
④胎児の筋緊張
⑤羊水量
　①〜④は急性反応を，⑤は慢性反応をみるものです。羊水量は独立した項目として扱われています。この検査は妊娠 25 週頃から実施が可能です。
　各項目の詳しい内容と，BPS を用いた管理方針を**表 4，5** に示します。

modified BPS
　Manning らの複雑な BPS を簡略化して，実地臨床で使いやすくしたものが modified BPS です。週 2 回の NST と羊水量の測定で診断します。一般的にはこの方法が簡便で，十分に well-being か否かのスクリーニングができます（**表 6**）。

表4 BPS
5つの項目につき正常を2点，異常を0点として合計点を算出する。

項目	正常（2点）	異常（0点）
NST	20～40分の観察で，15 bpm以上かつ15秒以上の一過性頻脈が2回以上	20～40分の観察で15 bpm以上かつ15秒以上の一過性頻脈が1回，もしくは認められない
胎児呼吸様運動	30分間の観察で，30秒以上持続する胎児呼吸様運動が1回以上認められる	30分間の観察で，30秒以上持続する胎児呼吸様運動が認められない
胎動	30分間の観察で，胎児体幹や四肢の運動を3回以上認める（連続した運動は1回と考える）	30分間の観察で，胎児体幹や四肢の運動が2回以内
胎児の筋緊張	30分間の観察で，四肢の伸展とそれに引き続く屈曲運動，もしくは手の開閉運動を1回以上認める	30分間の観察で，四肢の伸展屈曲もしくは手の開閉運動を認めない
羊水量	羊水ポケットが2 cm以上	羊水ポケットが2 cm未満

表5 BPSによる管理方針

スコア（合計点）	判定	管理指針
10	正常	週1回の検査 ハイリスク（糖尿病や過期妊娠）では週2回の検査
≧8（羊水量正常）		
≦8（羊水量減少）	異常の可能性を考える	娩出を考慮
6	異常の可能性あり	・羊水量減少→娩出 ・羊水量正常および36週以降で頸管が熟化していれば娩出 ・再検査でも6点以下であれば娩出 ・再検査で8点以上ならその管理方針に従う
4	異常の可能性が高い	同日に再検査し，6点以下なら娩出

表6 modified BPS

項目	正常範囲
NST	reassuring
羊水量	AFIが5 cm以上

AFI：amniotic fluid index（羊水指数）。週2回のみで判定する。一般臨床ではこの方法が簡便で，十分スクリーニングできる。

■参考文献
1）篠原康一，渡辺員支，若槻明彦：病型分類（軽度・重症/発症時期）の意義．産婦人科の実際，金原出版，57(1)：7-14，2008．
2）Lettieri L, et al: Does "idiopathic" preterm labor resulting in preterm birth exist?. Am J Obstet Gynecol, 168: 1480-1485, 1993.
3）平野秀人：早産は癖になる？．ペリネイタルケア，22：832-837，2003．
4）平野秀人：切迫早産―いつから治療を，いつまで治療を．ペリネイタルケア，21：762-767，2002．
5）Zilanti M, Azuaga AA, Calderon F, et al: Monitoring the effacement of the uterine cervix by transperineal sonography: A new perspective. J Ultrasound Med, 14: 719-724, 1995.
6）Amsel R, Totten PA, Spiegel CA, et al: Nonspecific vaginitis. Diagnostic criteria and microbial and epidemiologic associations. Am J Med, 74: 14-22, 1983.
7）Lencki SG, Maciulla MB, Eglinton GS: Maternal and umbilical cord serum interleukin levels in preterm labor

with clinical chorioamnionitis. Am J Obstet Gynecol, 170: 1345-1351, 1994.
8) Manning FA, Platt LW, Sipos L: Antepartum fetal evaluation: Development of biophysical profile. Am J Obstet Gynecol, 136: 787, 1980.

2章

外来でのアセスメント

1 基本的な検査と診察

妊婦健診で最も大切なのは問診，視診，触診，聴診です。妊娠中はマイナートラブルのデパートと呼ばれるほどさまざまな病態が出現します。妊婦健診ではそのすべてを確認すべきですが，とてもできません。そこで，まずは問診をして本人に問題点の有無を出してもらいます（図1）。

次に視診でむくみや静脈瘤，妊娠線，眼瞼結膜を確認します。

さらに触診に移ります。眼瞼結膜の色，上まぶたの浮腫，腹部触診，足のむくみ，静脈瘤の有無を確認します。

それらが終わったら，腹囲，子宮底を測定します。妊娠週数が進むとともに循環血液量が増加して心臓に負担がかかるため，動悸が出現することが多くなります。ときどき心臓の聴診を行ない不整脈の有無も確認するとよいでしょう（図2）。

欠かせない測定項目としては，①血圧測定，②体重測定，③尿検査（たんぱく，糖）があります。

定期的な血液検査では，貧血や感染症などの有無をチェックします。

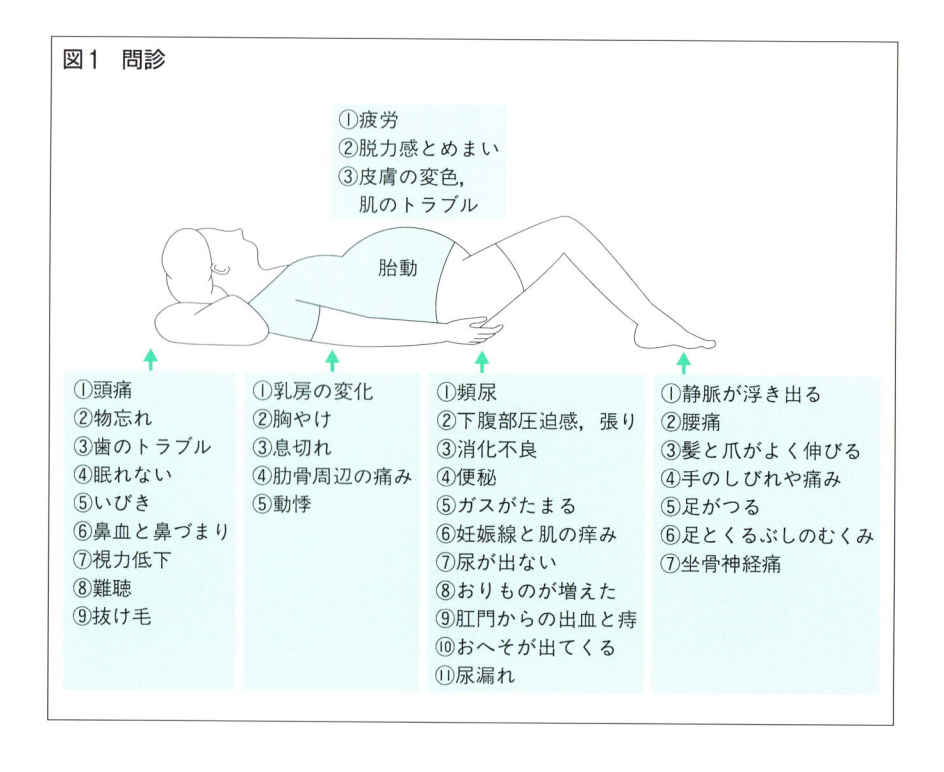

図1　問診

①疲労
②脱力感とめまい
③皮膚の変色，肌のトラブル

胎動

①頭痛
②物忘れ
③歯のトラブル
④眠れない
⑤いびき
⑥鼻血と鼻づまり
⑦視力低下
⑧難聴
⑨抜け毛

①乳房の変化
②胸やけ
③息切れ
④肋骨周辺の痛み
⑤動悸

①頻尿
②下腹部圧迫感，張り
③消化不良
④便秘
⑤ガスがたまる
⑥妊娠線と肌の痒み
⑦尿が出ない
⑧おりものが増えた
⑨肛門からの出血と痔
⑩おへそが出てくる
⑪尿漏れ

①静脈が浮き出る
②腰痛
③髪と爪がよく伸びる
④手のしびれや痛み
⑤足がつる
⑥足とくるぶしのむくみ
⑦坐骨神経痛

外来で行なう検査,診察の種類

　妊婦健診で妊娠10か月までに行なう検査,診察には次のようなものが挙げられます。この中には産科医が行なうものと助産師が行なうものがありますが,いずれにしてもそれらの内容の理解は必要です。

- 血液検査(定期検査)
- 血圧,体重
- 尿検査(たんぱく,糖)
- 問診(既往歴を含めて)
- 視診,触診,聴診,内外診
- 胎児心音聴取
- 超音波断層検査
- 胎児胎盤機能検査(NSTなど)
- 腟分泌物検査,がん胎児性フィブロネクチン,顆粒球エラスターゼ検査など
- 染色体検査

　このうち染色体検査は医療従事者側が勧めるような検査ではないので,妊婦本人の意向により実施するかどうか考慮するべきです。

図2　視診・聴診・触診

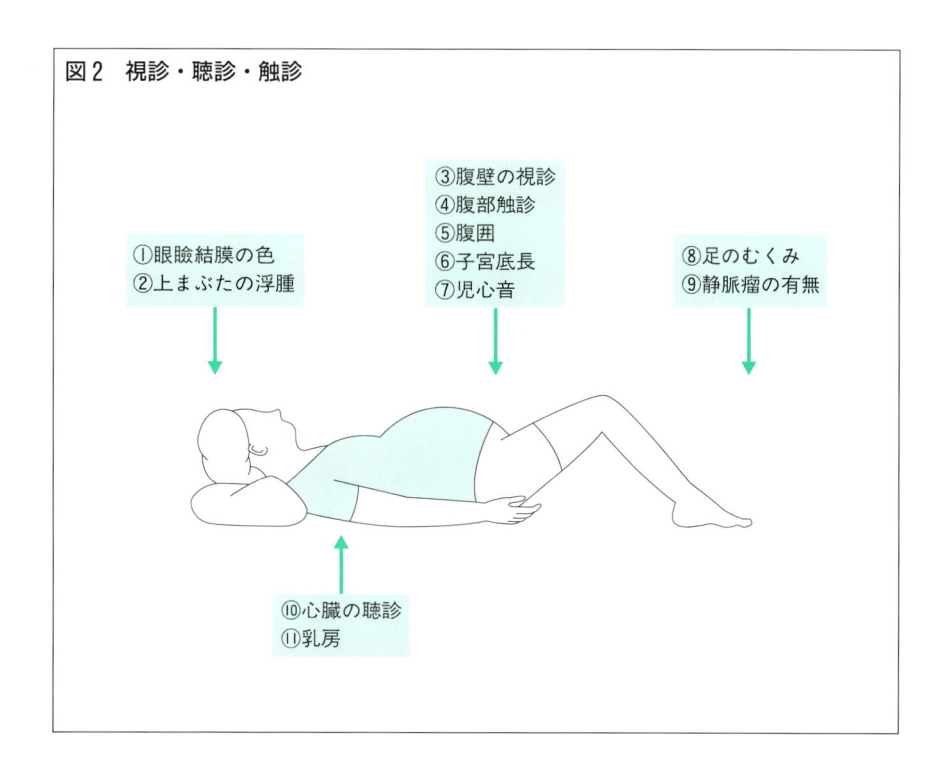

①眼瞼結膜の色
②上まぶたの浮腫
③腹壁の視診
④腹部触診
⑤腹囲
⑥子宮底長
⑦児心音
⑧足のむくみ
⑨静脈瘤の有無
⑩心臓の聴診
⑪乳房

血液検査（定期検査）

血液検査の種類

血液検査には主に，
- 貧血検査（末梢血一般）
- 血液型検査と不規則抗体
- 血糖値
- 感染症の検査：梅毒，風疹，クラミジア，B型肝炎ウイルス，C型肝炎ウイルス，トキソプラズマ，HIV（ヒト免疫不全ウイルス），HTLV-1（ヒトT細胞白血病ウイルス-1），ヘルペスウイルス

などがあります。貧血検査は通常妊娠初期，中期，末期に行ないます。

このうち薬物治療の対象となるものには，貧血，梅毒，トキソプラズマ，ヘルペスウイルス，クラミジアなどがあります（→61頁）。

異常所見を認めた場合の診断と対応，治療はすべて医師の判断で行ないます。

末梢血血液検査

ヘモグロビン(Hb)

鉄欠乏性貧血の指標として行なわれる検査で，WHOの基準ではHbが11.0 g/dL以下は貧血と診断されます。一般的にHbのみでは貧血の診断は不可能であり，平均赤血球容積（MCV），平均赤血球血色素量（MCH），平均赤血球血色素濃度（MCHC）を同時に測定することが勧められています。

ヘマトクリット(Ht)による評価

高ヘマトクリット血症はHtが40％以上です。
①重症悪阻例では輸液が必要です。
②重症の妊娠高血圧症候群（PIH）に高ヘマトクリット血症が合併したときは子宮内胎児発育遅延（IUGR）を高率に発症します。
③深部静脈血栓症，肺塞栓症，脳梗塞に注意が必要です。

血小板数

血小板数減少のときは特発性血小板減少性紫斑病（idiopathic thrombocytopenic purpura；ITP）の検査を行ないます。10万/μL以下は要注意です。妊娠して発症することがありますが，妊娠初期の血算（血球算定）チェックで発見可能です。後半期には血算チェックを行ない再確認が必要です。母体だけでなく胎児との関係も重要です。

PIHでは潜在的に播種性血管内凝固（disseminated intravascular

coagulation；DIC）の所見が血液にあり，小血栓形成のため最も早く出現する所見が血小板数の減少です。この時期で発見するのがポイントで，胎児死亡，常位胎盤早期剥離を未然に防止することが必要です。HELLP症候群でも血小板減少をきたします。

白血球数

免疫学的な反応により1万～1万2000/μL程度の白血球数増多を示します。しかし1万5000/μL以上を示す場合は何らかの異常が発生したと考えます。

妊娠中の貧血の診断

検査データを読むときの基本（女性の基準値）

貧血検査による女性の基準値を以下に示します。

- 赤血球数　$380 \sim 530 \times 10^4/\mu L$
- ヘモグロビン（Hb）　$11 \sim 16\,g/dL$
- ヘマトクリット（Ht）　$33 \sim 45\%$
- 平均赤血球容積（MCV）　$80 \sim 100\,fL$
- 平均赤血球血色素量（MCH）　$26 \sim 32\,pg$
- 平均赤血球血色素濃度（MCHC）　$32 \sim 35\%$
- 網赤血球　$0.5 \sim 1.5\%$

鉄欠乏性貧血

妊婦に起こりやすい貧血は，通常妊婦貧血と呼ばれる鉄欠乏性貧血です。この貧血はいわゆる小球性低色素性貧血ですから，MCVの値を基準に判断します。

- Hb　$11\,g/dL$以下
- MCV　$80\,fL$以下

のとき，妊婦鉄欠乏性貧血と診断し，治療の対象とします。さらに正確を期するには血清鉄フェリチンを検査し，$15\,\mu g/L$以下を確定診断とします。$30\,\mu g/L$以下の場合は陽性的中率85％，陰性的中率90％としています。

実地臨床ではHb値により対応を判断します。

- $10 \sim 11\,g/dL$：妊婦に特別な影響は出ず，胎児発育も良好
- $8 \sim 10\,g/dL$：顕性の貧血でIUGRを発症しやすくなる
- $8\,g/dL$以下：重症の貧血で胎児死亡に注意が必要

鉄欠乏性貧血の臨床症状・所見

易疲労性，倦怠感，頭痛，食欲不振，便秘，体動時の動悸と息切れ，下肢浮腫などの症状が出て，重症例では爪に縦の亀裂が入り「さじ状爪（spoon nail）」を呈します。しかし慢性に貧血が続いている場合は酸素欠乏に対して諸臓器がうまく順応し，驚くほど愁訴に乏しいことがあります。

助産師外来では眼瞼結膜が白いか（貧血），赤いか（正常または多血症）により貧血の有無を確認します。妊娠中は胎児の鉄需要量が増えることと，循環血液量が増えて相対的に鉄欠乏の状態となるために発症します。通常4000 mL程度の循環血液を保有していた女性は妊娠末期には1250 mL増加し，総量5250 mL程度の循環血液量を保持することになります。当然，血液は薄くなり貧血となりますが，この貧血は胎児胎盤循環の維持には好都合で，サラサラした血液は絨毛間腔を流れやすく，胎児に酸素や栄養を送りやすくなります。

鉄欠乏性貧血以外の貧血の診断

再生不良性貧血

　妊娠までにまったく気づかれずに過ごしていた再生不良性貧血が問題です。再生不良性貧血は末梢血では汎血球減少（血球成分が少ない）を示します。

・Hb　11 g/dL 未満
・白血球数　4000/μL 未満
・血小板数　10万/μL 未満

を示していたら，医師にコンサルテーションしましょう。

白血病（リンパ球性白血病，骨髄性白血病）

　末梢血血液像での急性白血病の特徴は，芽球の出現と末梢血液中の成熟白血球数，赤血球数，血小板数の減少です。

　白血病なので白血球が増えると思うかもしれませんが，約半数例では白血球数は増加するものの，約1/4例ではかえって基準値以下に減少していて一定しません。ただし，異形成の強い芽球は増加します。赤血球は200万/μL台の中等度貧血を呈し，血小板は5万/μL以下の高度減少を示す症例が大半です。

多血症の問題

　多血症とは，以下の場合をいいます。

・Hb　13 g/dL 以上
・Ht　40％以上

　妊娠中は鉄欠乏性貧血が注目されますが，貧血以上に多血症にも注意が必要です。通常，妊婦が多血症になるのは循環血液量が妊娠経過とともに増加しないためです。多血症では血液粘度が増し，過粘度症候群とも呼ばれます。多血症はPIHに合併することが多く，さらに血栓・塞栓症，IUGRの発症を招きます。

　以下の症状がある妊婦では，多血症の存在も頭の片隅に入れておきま

しょう。
- 少し血圧が高めの妊婦
- 足にむくみがある妊婦
- 手のしびれを訴える妊婦
- 尿たんぱくが（＋）に出ている妊婦

　多血症の予防は水分摂取です。また，PIHとなり浮腫を伴っているような場合，塩分制限をしすぎると循環血液量が減少して多血症を増強することがあります。

血小板数の異常

　血小板減少症とは，血小板数15万/μL以下をいいます。鼻出血や歯肉出血，打撲部位の内出血などの症状があるときや，血小板数が10万/μL以下の場合はすぐに医師に相談しましょう。

　妊娠中に認められる主な血小板減少症では，以下の可能性が考えられます。
- 妊娠性血小板減少症
- PIH
- HELLP症候群
- ITP
- SLE合併妊娠
- 抗リン脂質抗体症候群
- その他

　最も気をつけなければならないのはPIHに合併した血小板減少です。PIHでは血管内皮細胞が障害されるので，その修復に血小板が大量に消費され，血小板減少が生じます。また，血小板減少が認められたらHELLP症候群の危険が高くなります。ITPでは抗血小板抗体が陽性で，母体の血小板関連IgG（platelet associated IgG；PAIgG）は高値です。

触診―妊婦に触れることの意義

　触診でわかることはたくさんあります。
- 腹囲の測定 ➡ 母体の肥満度がわかる
- 子宮底の測定 ➡ 児の大きさを予想できる
- 胎位，胎向の確認 ➡ 逆子（骨盤位）などがわかる
- 胎児の下降度の確認 ➡ 経腟で産めるかがわかる
- 胎児の心音の確認 ➡ 児は元気かがわかる
- 下肢の浮腫，全身の浮腫の確認 ➡ PIHの可能性の有無がわかる

図3 レオポルド第1段

図4 レオポルド第2段

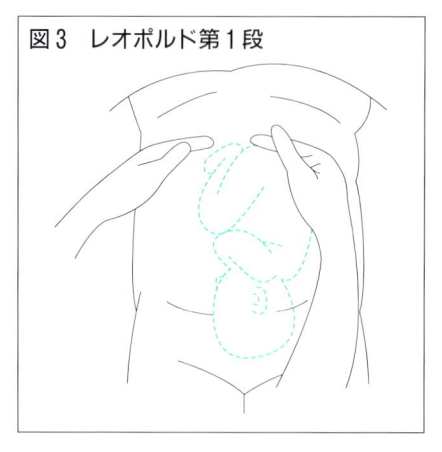

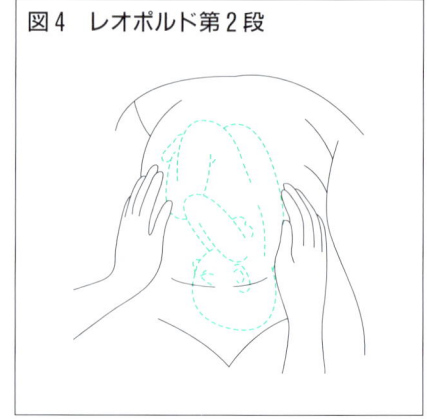

- 胎動の確認 ➡ 児は元気かがわかる
- お腹の張りや冷たさの確認 ➡ 切迫早産，常位胎盤早期剥離，虫垂炎などの診断
- ふれあいの大切さ ➡ 妊婦との信頼関係の構築

　最近，超音波機器の進歩により触診をしない産科医が増えているといわれています。確かに触診より超音波検査で胎児推定体重を出すほうが，正確に胎児の大きさを確認できるかもしれません。しかし，昔から医療の世界では「手当て」という言葉があるように，妊婦の身体に手を当てることで異常の有無を診断することができるのです。助産師はできる限り妊婦に触れることを重視してほしいと願っています。

レオポルド触診法

　レオポルド触診法からお腹の張り，胎児の向き・大きさなどを確認することが可能です。これは助産診断における基本中の基本ですので，しっかりマスターしておきましょう。

レオポルド第1段（図3）

　子宮底の高さ，形，胎児部分の存在と，その種類（頭かお尻か）を確認します。

レオポルド第2段（図4）

　子宮底に当てた両手を下方に移動し，手掌を平たくして子宮の両側に当てると胎向（背中と腹側），子宮壁の弛緩状態，羊水量，胎動などが確認できます。

レオポルド第3段（図5）

　1手の母指と他4指で恥骨結合上に存在する胎児部分をつかみます。これにより胎児下降部の種類，大きさ，硬さ，移動性，骨盤内進入状況などが確認できます。

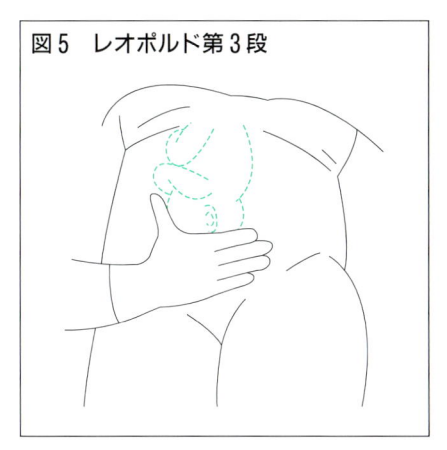

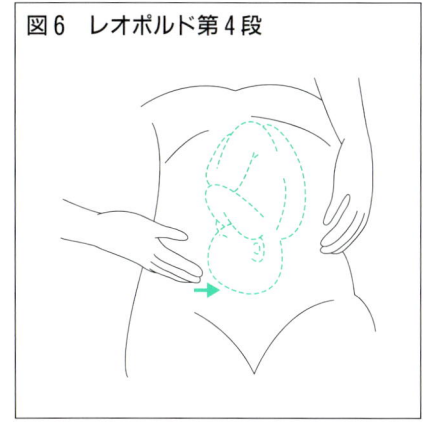

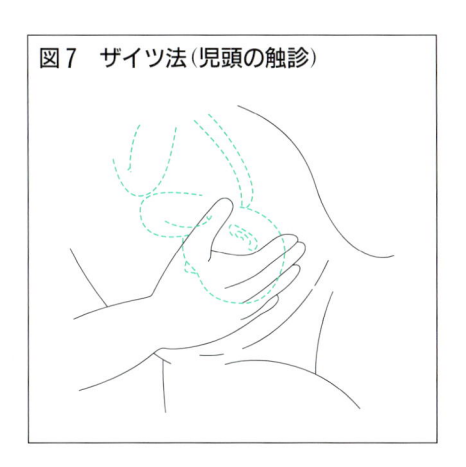

図5 レオポルド第3段

図6 レオポルド第4段

図7 ザイツ法（児頭の触診）

レオポルド第 4 段（図 6）

　胎児下降部と恥骨の間に静かに指先を挿入し，下降部をつかむことにより胎児下降部の位置と進入程度が確認できます。

ザイツ法（児頭の触診）

　恥骨より上に児頭が浮いているかどうかを診ます。これにより，児頭が骨盤入口に入ったかどうかがわかります。これはレオポルド第3段と同じような手技です（図 7, 8）。

- ザイツ（＋）：児頭が恥骨より高い→児頭は骨盤内に進入できない
- ザイツ（±）：児頭と恥骨の高さがほぼ同じ→児頭は骨盤内に進入できそうにない
- ザイツ（－）：児頭は恥骨より下方に存在→児頭は骨盤内に進入できる

　ただし，直腸内に便が溜まっているときや，筋腫，卵巣腫瘍などが骨盤内に下がっているときなどにはザイツ（＋）となることがあり，診断に際してはこれらの存在のチェックをしておく必要があります。

図8　ザイツ法での判定

（＋）
進入できない

（±）
進入できそうにない

（－）
進入できる

図9　浮揚（floating）

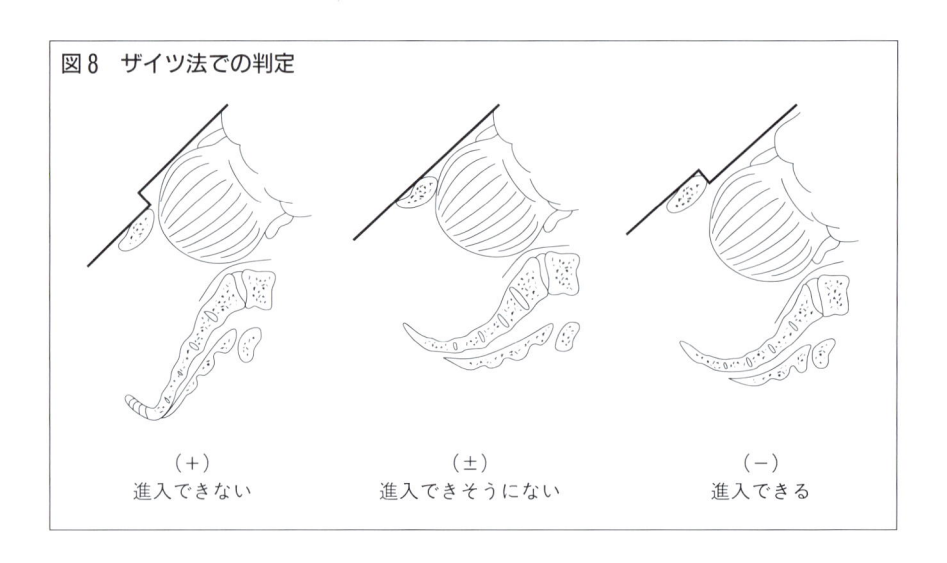

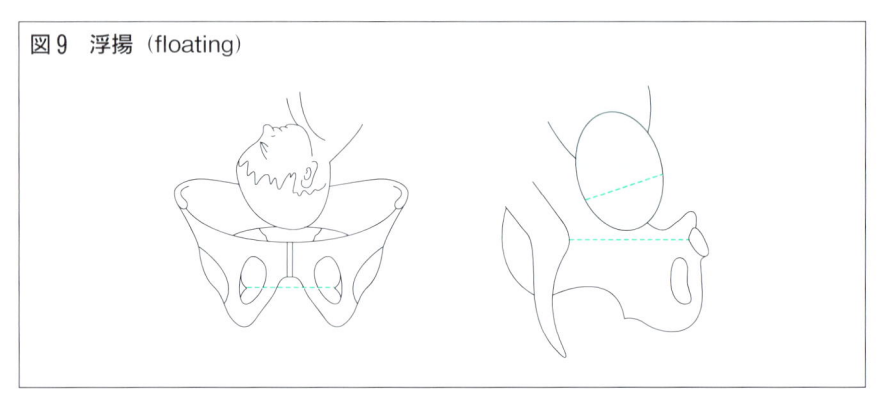

　ザイツ法を説明したついでに，児頭の陥入程度の診断としての浮揚，固定，陥入についても示します。

浮揚（floating）
　児頭が骨盤内に下がっていないのでレオポルド手技でグラグラ頭が動きます（図9）。

固定（dipping）
　児頭の一部が骨盤内に下降したので，腹壁上より児頭を揺すっても動きません（図10）。

陥入（engaged）
　児頭の最大周囲径が骨盤入口部を通過して下降しました（図11）。

子宮底長の測定

　子宮底長は，一般に安藤-Westin法（恥骨上縁から子宮底までの曲線距離）で求めます。すなわち，縦に最も長いところで計測するもので（斜めでも可），妊娠16週以降に実施します（図12）。計測値は1回の健診だ

図10 固定（dipping）

図11 陥入（engaged）

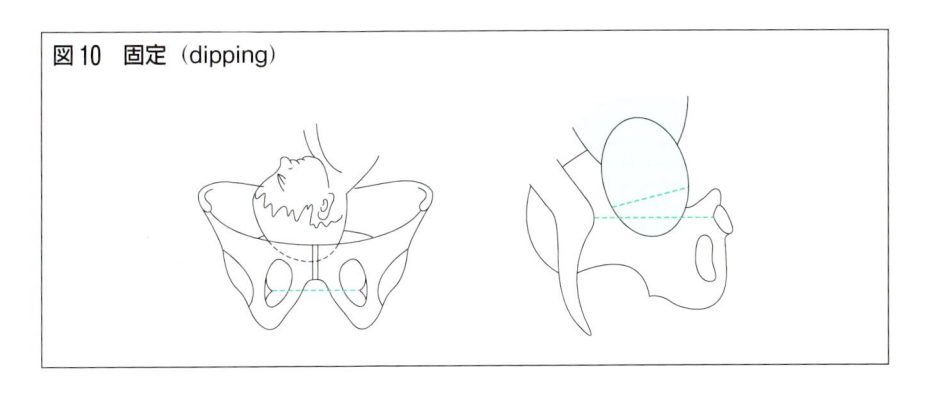

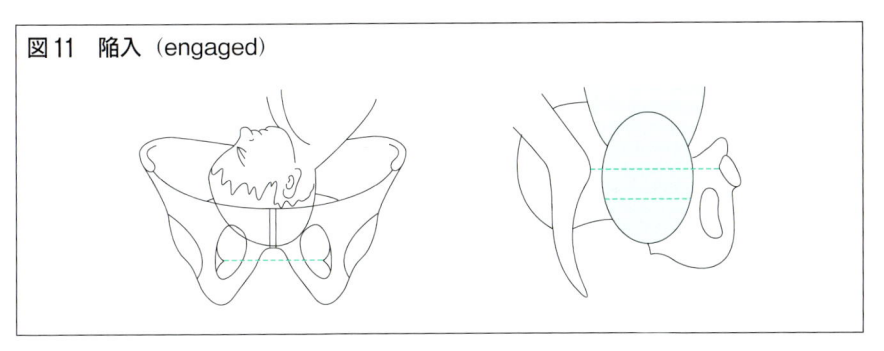

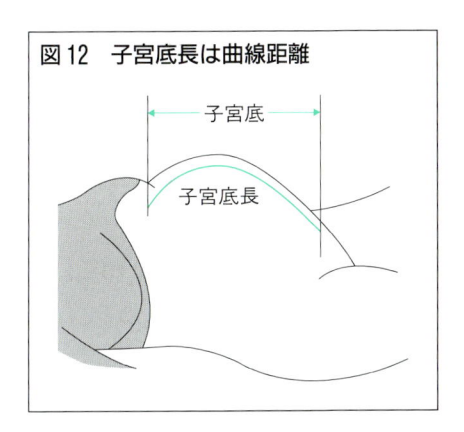

図12 子宮底長は曲線距離

けで判定するのではなく連続した計測で，子宮底の伸びがあるかないか，小さく推移していないか，大きく推移していないか，急に発育が低下したか，急に増大してきたか，などをみましょう．

妊娠週数による子宮底の高さを図13に示します．また子宮底長発育曲線を図14に示します．ぜひ実地臨床で使ってみてください．

子宮底長計測の実際

子宮底長平均値を，以下に挙げます．
- 妊娠28週まで：妊娠週数−2 cm
- 妊娠30週以後：妊娠週数−3 cm
- 妊娠36週以後：32〜34 cm

図13　妊娠週数による子宮底の高さ

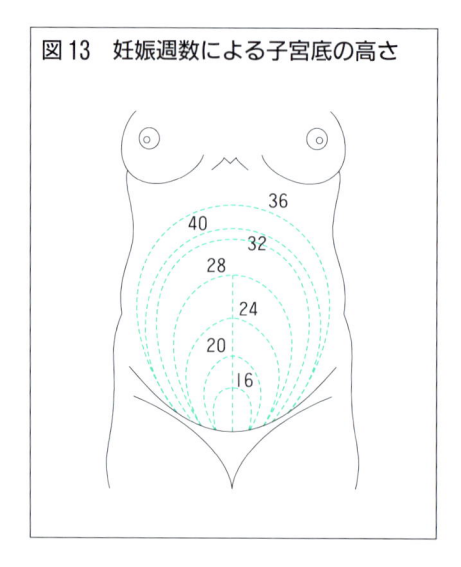

図14　子宮底長発育曲線

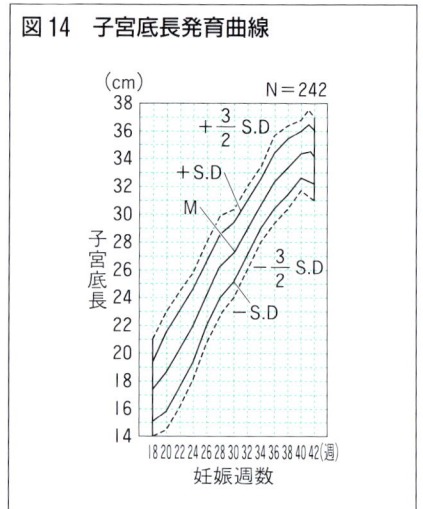

子宮底長の長短により以下のことが考えられます。

① 子宮底長が短いとき
- 胎児が骨盤入口より下降（骨盤内に児頭が入っている）
- 胎児は小さい（IUGR）
- 羊水量が少ない
- 横位や斜位

② 子宮底長が長いとき
- 大きな胎児
- 羊水が多い
- 胎児が浮動している（筋腫合併妊娠，前置胎盤など）

また，妊娠10か月の時点での子宮底長からは，以下のことが考えられます。

- 35 cm 以上：巨大児（65%以上）
- 30 cm 未満：低出生体重児

胎児発育評価法としての子宮底長の意義

子宮底長計測による IUGR の正診率は30〜40%で，子宮底長曲線により IUGR の80%程度は診断可能であり，SFD（small for date）児の約70%を予想できるので，子宮底長計測は有用です。

腹囲の測定・腹部視診

腹囲の測定

腹囲の測定（図15）は腹部の皮下脂肪の厚みを見る程度の意義しかありませんが，ときには羊水過多を疑うことができます。腹囲が妊娠週数に比較して大きいときに，以下の所見があれば羊水過多を疑い，超音波検査

図 15　腹囲測定

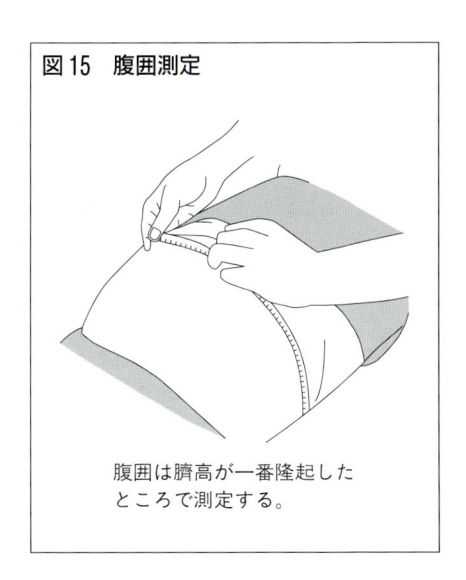

腹囲は臍高が一番隆起したところで測定する。

で羊水量を測定しましょう。
- 触診：子宮がパンパンに張っている。
- 視診：腹部がテカテカ光っている。
- 自覚症状：胎動が激しい。お腹が張って苦しい。

妊娠線

　妊娠線は急に体重が増えて皮膚が伸びるために出現します。体質的に皮膚が柔軟な人では，皮膚の弾力が保たれ何度妊娠してもまったく出現しないこともあります。体重の増加をできるだけ緩やかにすれば，妊娠線の出現を最小限に抑えることが可能です。クリームによる保湿は肌の乾燥や痒みを防ぐことができ，妊娠線の出現を予防できるかもしれません（エビデンスはありません）。産後には少しずつ薄くなり白っぽくなっていくので心配はいりません。

乳房の視診，触診―肥大とオキシトシンの乳房への作用

　乳房は妊娠が進むとともに大きくなり，乳輪が黒ずんで広がります。乳輪の黒ずみは産後になれば徐々に薄くなりますが，完全に消えることはありません。乳輪にできるブツブツは汗腺で，妊娠中はとても目立ちますが産後はもとに戻ります。乳腺が詰まると触ったときに痛みのある硬いしこりを感じることがありますが，温湿布をしてそっとマッサージをすると数日でしこりは消失します。

　助産師外来健診のたびに乳房の視診，触診は忘れず行ないましょう。そして妊娠中も乳がんのチェックは必要ですから，疑わしいしこりを確認したら専門医に相談することが大切です。

乳房に関係するホルモンについて解説します。

プロラクチン

　妊娠すると，妊娠15週頃からプロラクチンの分泌が増加してきます。これは血中に増加する胎盤由来のエストロゲンが下垂体を刺激するためです。産褥期には分娩後1週間まではプロラクチン分泌が亢進していますが，徐々に下降して産後2週間では著明に低下してしまいます。しかし新生児による乳頭吸啜刺激により再び分泌が増加してきます。プロラクチンは乳腺組織の発育を促進し乳汁分泌を刺激します。

オキシトシン

　オキシトシンは乳児が母親の乳首を吸う際の皮膚感覚刺激が脊髄中を上行し，室傍核，視索上核に存在するオキシトシン細胞を興奮させることにより分泌されます。射乳のメカニズムは乳首の皮膚に発する知覚性インパルスがオキシトシン細胞に至る神経性の求心路と，下垂体後葉から放出されるオキシトシンが全身循環を介して乳腺の筋上皮細胞に至る内分泌性の遠心路とからなる反射であり，これを射乳反射と呼んでいます。

　また，腟や子宮頸部に拡張刺激を加えると反射的にオキシトシンが分泌され，子宮の収縮が起こります。この反射をファーガソン反射といいます。

浮腫

　人体の約60％は水分であり，その約1/3が細胞外に存在します。細胞外液の約25％は血漿成分で，残りの約75％が組織間質液ですが，この組織間質液が異常に増加した状態が浮腫です。臨床的に浮腫が認められるには，少なくとも2〜3Lの組織間質液の増加があるはずです。
　浮腫が出現するには，以下の5つの因子のいずれかが関与しています。
①毛細血管内静水圧
②毛細血管内膠質浸透圧
③毛細血管透過性
④間質の静水圧
⑤間質の膠質浸透圧
　通常は①の上昇，②の低下，③の亢進のいずれかが原因です。
　PIHでは，心拍出量が低下した結果，循環血液量が減少し，腎血流量（灌流圧）の低下がレニン・アンギオテンシン・アルドステロン系を活性化させ，腎臓での水，ナトリウム（Na）の再吸収が増大します。そのた

め体液量が増加し，血管内静水圧上昇のため浮腫が出現するのです。

症状

　浮腫が主に出現するところは3か所あります。顔面と手，足です。

上まぶたの浮腫

　腎性浮腫といい，PIH の顕性化したものです。上まぶたがむくんだようにはれぼったくなります。危険徴候の1つですので見逃さないようにしましょう。

手のしびれとこわばり

　頸部の浮腫による正中神経の通過する手根トンネルがむくんで神経が圧迫されたものです（手根管症候群：calpal tunnel syndrome）。このトンネルには正中神経以外に長母指屈筋，深指屈筋，浅指屈筋も通っています。第1，2，3，4指の先端の表在性感覚麻痺が生じます。浮腫が消失するとゆっくりと改善します。

足の浮腫（89頁コラム参照）

　大きくなった子宮による腹部大静脈の圧迫による血液還流障害です。下肢の浮腫は，脛骨前面でくるぶしより10 cm のところを圧迫して有無を確認します。また，脚に静脈瘤がないかどうかも確認しましょう。ふくらはぎ（ヒラメ筋）に圧痛がないかどうかも問診しておきます。

　以前は足の甲やくるぶしの浮腫は危険徴候とされていましたが，現在では問題ないとされています。浮腫そのものは身体のあちこちで起こり，実際75％の妊婦が経験するといわれています。長時間立っていると足の浮腫が生じますが，数時間横になればほとんどは消失します。少し足先を高くして休むと効果的です。ただし，注意しなければならないのは，腎性の浮腫の場合でも浮腫は重力の影響を受けるので（dependent edema），立っていれば当然下肢から浮腫は始まります。足の浮腫だからといって，安易に考えてはなりません。

影響

　浮腫の妊娠への影響としては以下のようなものが挙げられます。
- 母体年齢，経産回数，身長などと浮腫の頻度には関連性はない。
- 体重の増加に伴い全身浮腫の頻度は増加する。
- 浮腫のある妊婦は浮腫のない妊婦より体重の重い児を産む。
- 浮腫のある妊婦は低出生体重児を産む頻度が少ない。
- 浮腫のある妊婦のほうが周産期予後は良好（浮腫は母体が妊娠現象にうまく適応した状態と考えられる）。
- 妊婦に浮腫のみ出現しても，児の転帰へはほとんど影響しない。

浮腫のある妊婦の水分摂取

　妊婦は1日に最低2Lの水分を摂り，体内の老廃物を流し出すことが必要です。また，循環血液量の維持にも水分摂取は必要で，水分摂取が不足すると血液が濃縮して過粘度症候群を呈しPIHの原因になります。また水分摂取は血栓・塞栓形成の予防にもなります。

　ただし顔，手など上半身がむくむときには病的要因が背後に存在する可能性がありますので，注意が必要です。

外陰部の視診

　妊婦が外陰部が「痒い」「痛い」「はれぼったい」などと訴えたら積極的に確認しましょう。

外陰部の異常発見：奇形，カンジダ外陰炎・腟炎，外陰ヘルペスなど

　カンジダ外陰炎・腟炎では，ときに外陰部だけでなく殿部から下腹部にかけて発赤が広がることがあります。腟炎を合併すれば豆腐糟様あるいはカッテージチーズ様の帯下を認めます。トリコモナス腟炎はトリコモナス原虫の感染で発症する性感染症（sexually transmitted diseases；STD）の1つです。黄色膿汁様のあぶくのような帯下が多量に認められ，腟粘膜が真っ赤に腫れます。外陰潰瘍を見たら外陰ヘルペスを考えます。

静脈瘤

　分娩時に腟・外陰血腫発生の危険があります。

バルトリン腺嚢腫，膿腫

　腟入口部の外側後方にバルトリン腺は開口しますが，この腺の閉鎖により腫瘤が形成されます。嚢腫の内部に細菌感染を伴うと強い疼痛を訴え膿腫となります。切開，排膿と抗生物質の投与が必要です。

その他

　外陰の悪性腫瘍に注意しましょう。

腟鏡診・内診

腟鏡診の適応

　腟鏡診（クスコ診）はとても大切な診察法です。
・破水を確認するとき

図16 腟鏡診（クスコ診）の実際

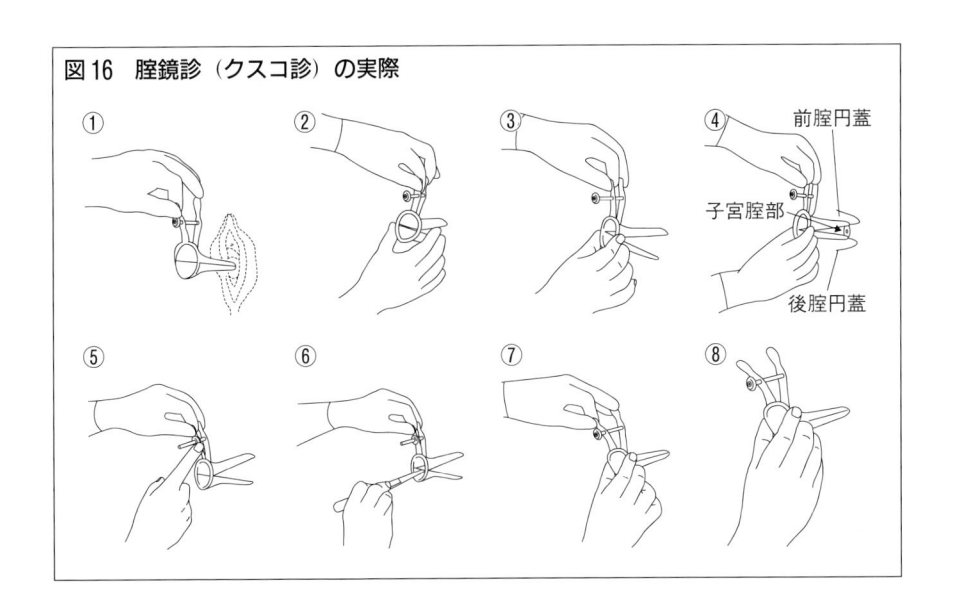

- カンジダ腟炎を確認するとき
- 腟内細菌培養をするとき
- 顆粒球エラスターゼ（エラスペック）検査
- フィブロネクチン検査
- 内診前
- その他

などが適応となります。

　破水時は極力内診を避けるべきですが，その代わりに腟鏡診を行ないます。安全に羊水の検査などを実施することができます。

腟鏡診（クスコ診）の実際

①クスコの一部を指で持ち，陰裂の前にかざす。

②右手第1，2指で陰裂を左右に広げて，穏やかにクスコの先端を真っ直ぐに挿入（クスコは閉じたまま）します（図16①）。

③クスコの付け根から1cm程度まで挿入したら，一端クスコを少し開いてみます。痛くないようにできるだけ愛護的に開きます（図16②③）。

④痛くないようならクスコを5cmほど奥に挿入します。するとその奥に子宮腟部がクスコを通して直視できます。クスコの上下両葉を進め前腟円蓋部と後腟円蓋部に送り込みます（図16④）。そこでクスコにある手前のネジを右手指で回してクスコを十分開きます。

⑤ネジを完全に回してクスコを開大固定します（図16⑤）。

⑥クスコを開大固定した状態で腟内消毒などの処置を右手で行ないます（図16⑥）。

⑦処置が終了したら，右手でクスコを固定し，左手でネジを回して元に戻します。腟粘膜をはさまないようゆっくりクスコを閉じます（図16⑦）。

表1 ビショップ・スコア

点数（点）	0	1	2	3
頸管開大度（cm）	0	1〜2	3〜4	5〜6
展退（%）	0〜30	40〜50	60〜70	80〜
児頭の位置	〜−3	−2	−1〜0	+1〜
頸部の硬さ	硬	中	軟	
子宮口の位置	後	中	前	

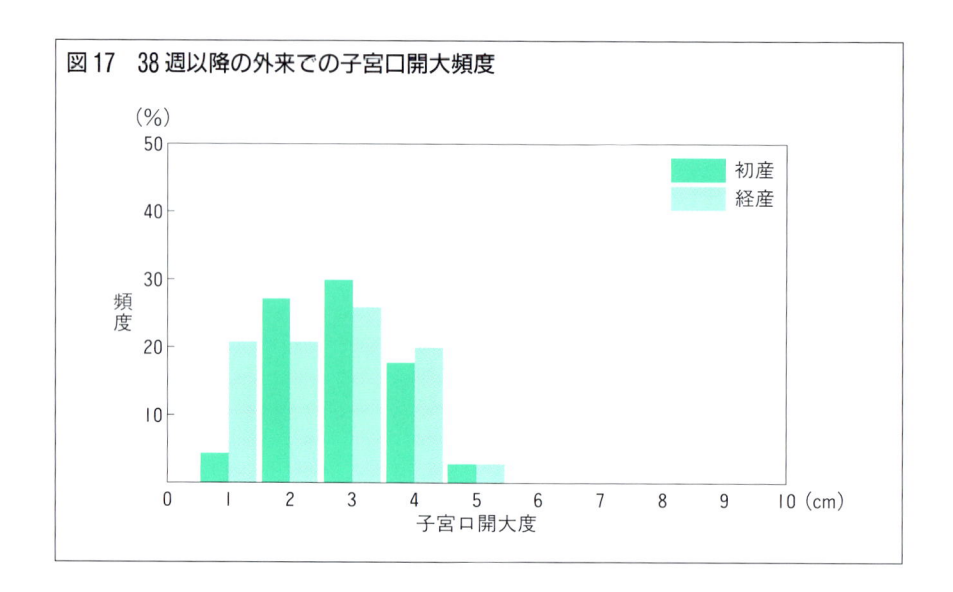

図17 38週以降の外来での子宮口開大頻度

⑧クスコを完全に閉じたら，右手でそっと陰裂から引き抜きます（図16 ⑧）。

内診

妊娠38週を過ぎたら一度内診して，産道の熟化が起こっているか確認することも大切です。判定はビショップ・スコアの採点で決めます。子宮口が硬くて開大してこなくても，ある時期がくると突然頸管はやわらかくなって開いてくるものです。内診所見がよくなったら分娩予定日が近づいている証拠です。

ビショップ・スコアでは頸管開大度，展退，児頭の位置，頸部の硬さ，子宮口の位置を判断します。トータルで13点となります（表1）。

妊娠38週以降の時点で内診した際の子宮口の開大は3cmが最も多く，多くが1〜4cmに分布していました（図17）。

図18 胎児心音聴取部位（第1分類）

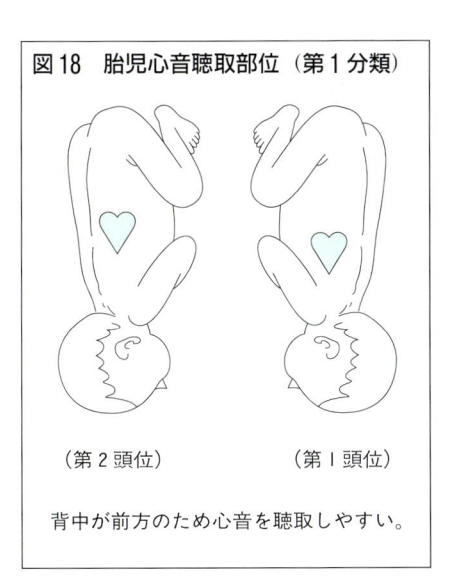

（第2頭位）　　　（第1頭位）

背中が前方のため心音を聴取しやすい。

図19 胎児心音聴取部位（第2分類）

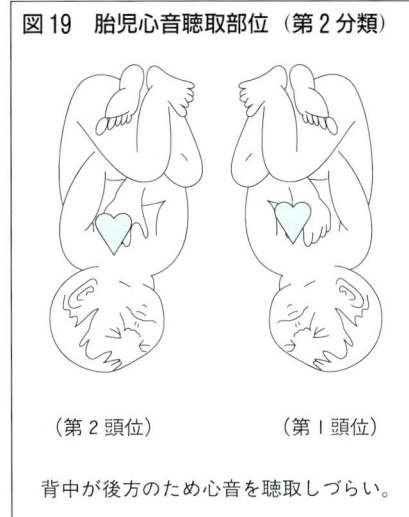

（第2頭位）　　　（第1頭位）

背中が後方のため心音を聴取しづらい。

図20 military position（胎児の位置が真っすぐで左右に背中がずれていない）

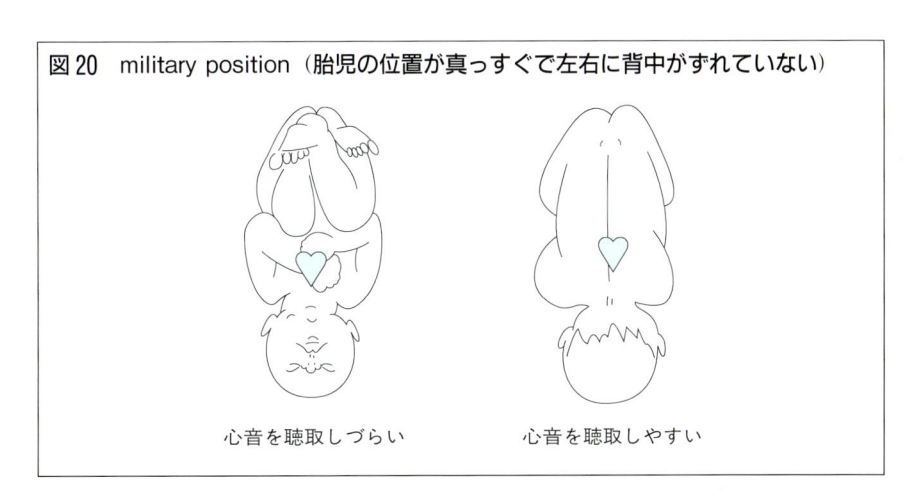

心音を聴取しづらい　　　心音を聴取しやすい

胎児心音の読み方

胎児心音の聴取では，以下に留意して行ないましょう。

①胎児の向きを正確に把握しないと心音は上手に聞こえません。

- 第1分類：背中が前方を向いているため心臓が手前にあるのでよく聞こえる（図18）。
- 第2分類：背中が後方を向いているため心臓の位置が遠くて聞こえにくい（図19）。
- military position（胎児の位置が真っすぐで背中が左右にずれていない）：背中が後方に向いていると心音が聞きづらく，背中が前方を向いているとよく聞こえる（図20）。

②心音は駆出音といって馬が駆けているような音がします。
③不整脈，頻脈，徐脈に注意してください。
④正常心音は 110〜160 bpm です。
⑤心音がゆっくりとなったら子宮が収縮しているときです。心音が再び速くなったら子宮収縮がなくなったということです。
⑥心拍数が 100 bpm 以下，160 bpm 以上になったら要注意です。特に徐脈には注意が必要です。
⑦リズムは整です（チック・タック）。
⑧リズムの不整は胎児に何かが起こった危険信号です。
⑨心音の大きさは児の背中の位置，母親が肥満，羊水過多により異なります。大きい，小さいには病的意義はありません。
⑩ザーザーという音は臍帯を血液が流れる音です。
⑪ゆっくり大きい音は大動脈の血流音（母親の脈拍と同じリズム）です。

尿糖

尿糖はなぜ出現するのか

　尿糖は定性・半定量検査（試験紙法）で陰性なら正常です。2005 年の日本臨床検査標準協議会（JCCLS）により，全メーカーの試験紙が「100 mg/dL＝1＋」に統一されました。

　腎臓の輸入細動脈に流れ込んだ血液は糸球体に流入します。糸球体の膜はグルコースを自由に通過させるため，糸球体ろ液のグルコース濃度は血中グルコース濃度（血糖値）と同じです。ろ過されたグルコースは近位尿細管で能動輸送によりほぼ完全に再吸収され，尿中には排泄されません（食事などの影響もあり，尿糖は正常でも 1 日に 40〜90 mg 程度は排泄されているともいわれています）。しかし，血中グルコース濃度が正常である 100 mg/dL の約 2 倍を超えると近位尿細管での再吸収能の限度を上回ってしまい，結局再吸収できなかったグルコースが尿中に出てくることになります。

　ある物質の尿細管での最大再吸収量，または最大分泌量を最大輸送量といい，通常 Tm という記号で表します。グルコースの Tm は約 375 mg/分です。血中グルコース濃度が低い間は糸球体でろ過されたグルコースの全量が近位尿細管で再吸収されるので，糸球体ろ過量と尿細管再吸収量は一致し，尿中グルコース排泄量はゼロになります。グルコースの尿細管での再吸収量が Tm に達した後も血中グルコース濃度を上昇させると，糸球体ろ過量は血中グルコース濃度に比例して増え続けますが，尿細管の再吸収量は一定であるため，糸球体ろ過量と尿細管 Tm の差の分だけグル

コースは尿中に排泄されることになります。

　糖尿病では大量のグルコースが尿中に排泄されますが，これは腎臓の機能に異常があるためではなく，血中のグルコースが異常に高くなっているため，尿細管のTmを超えるグルコースが尿中に排泄されてしまうのです。糖尿病でない人でも一時的に大量の糖分を摂取すると，一過性に血中のグルコース濃度が上昇して200 mg/dLを超えることがあります。このように一過性に尿糖が出現した場合を食餌性尿糖と呼んでいます。これに対して，近位尿細管の再吸収能の異常のためにTmが低くなり，血中グルコース濃度が正常であるのに尿糖が出現してしまうことがありますが，このときの糖尿は腎性糖尿病といいます。

尿糖（＋）は妊娠糖尿病（GDM）と診断してよいか

　尿糖（＋）は妊娠糖尿病（gestational diabetes mellitus；GDM）の疑いをもたせます。ただし，（＋）であったからといって病的とは断言できないのです。GDMと診断された妊婦のうち尿糖陽性者は7～18％にすぎません[1]。これは反対にGDM妊婦の80％以上では尿糖（－）ということなので，尿糖が（＋）でないからといってGDMを否定してもいけません。

　尿糖をGDMのスクリーニングとして推奨している国はありません。GDMのスクリーニングとしての尿糖検査は陽性率5.1％，感度25.0％，特異度93.9％で，尿糖はGDMのスクリーニングとしては適さないことがわかりました。

　GDM群は正常群より明らかにインスリン抵抗性が高く，インスリン分泌が低くなっています。GDMの病態は慢性のインスリン抵抗性が存在下の膵β細胞の機能不全です。すなわち，GDMの病態は2型糖尿病と同じです。わが国のGDMの頻度は2.9％で，そのうち50％が肥満を合併していました[2]。

　GDMの診断基準は，75 g糖負荷試験（75 g OGTT）で次の3点のうち1点以上を満たす場合です。
・空腹時血糖≧92 mg/dL
・1時間値≧180 mg/dL
・2時間値≧153 mg/dL

　日本糖尿病・妊娠学会（2010年），WHO（1998年），GDM国際ワークショップ（1998年）のそれぞれによるGDMの診断基準を比較してみましょう（表2）。

表2 GDMの診断基準 (mg/dL)

項目	日本糖尿病・妊娠学会（2010年）	WHO（1998年）	GDM国際ワークショップ会議（1998年）	
負荷量	75 g	75 g	100 g	75 g
負荷前値	≧92	≧140	≧95	≧95
1時間値	≧180		≧180	≧180
2時間値	≧153	≧140	≧155	≧155
3時間値			≧140	
判定法	いずれか1つを満たすもの	いずれか1つを満たすもの	いずれか3つを満たすもの	

尿糖（＋）はGDMとして取り扱うべきか

　もしも尿糖（＋）が認められたら，まずは妊婦の身体が正常に機能し，胎児に糖分が供給されているという証拠です。一般的に体内では膵臓から分泌されるインスリンにより食物から摂り入れた血糖がグリコーゲンに分解され肝臓に蓄えられ，必要な糖分だけが細胞内に取り込まれるようになっています。しかし妊娠時は胎児に供給する糖分を確保する必要があるため，抗インスリン作用が働きます。

　抗インスリン作用として働くホルモンは胎盤から分泌されるヒト胎盤ラクトーゲン（hPL）です。ときに抗インスリン作用が強く作動しすぎて，母児が必要とする以上の血糖が分解されずに血中に残存し，腎臓での処理能力を超えてしまうと余分な血糖が尿糖となって尿の中に出てくるのです。ということは，妊娠中に尿糖が出ることは珍しいことでも病的なことでもなく，尿糖は抗インスリン作用が強まる妊娠中期にはよくみられることなのです。通常は血糖値が上がればそれに呼応して膵臓からのインスリン分泌量も増えるので，次回健診時には尿糖（－）となっているはずです。

　遺伝的な原因などにより十分なインスリン産生ができない妊婦は，尿糖が出現し血糖高値が持続するので，糖負荷試験によるスクリーニング検査が必要になります。また，BMIが28以上で尿糖（＋）が2回以上続くときはGDMを疑い，75 g OGTTを行ないましょう。

GDMのリスクファクター

　GDMのリスクファクターを以下に挙げます。

・糖尿病の家族歴
・35歳以上の高年齢
・heavy-for-dates（正期産では3800 g以上）の分娩既往
・原因不明の習慣性流早産歴
・原因不明の周産期死亡歴

- 先天奇形児の分娩歴
- 強度の尿糖陽性，もしくは2回以上反復する尿糖陽性
- 肥満（BMI 28以上）
- 羊水過多症
- PIH（重症）

これらのリスクファクターを有する妊婦には空腹時血糖とHbA1cを測定します。

GDMのスクリーニング

GDMスクリーニングの実施時期は，1回目はできるだけ妊娠早期に行ないます。見逃されていた糖尿病を発見するのにも重要です。2回目はインスリン抵抗性が増加し耐糖能異常が出やすくなる妊娠中期（妊娠24週前後）に行ないます。

世界的には1997年第4回GDM国際ワークショップ会議で50 g GCT（glucose challenge test）が採用されていますが，わが国では妊娠初期の随時血糖法と，妊娠中期の50 g GCTあるいは随時血糖法を採用しています（産婦人科診療ガイドライン）。陽性を示した妊婦には，75 g OGTTを行なうことになっています。

耐糖能異常のスクリーニングとして，わが国では以下のような方法が用いられています。

①病歴聴取による方法

②食後血糖値

正常食（約400～600 kcal）後2～4時間の血糖測定です。妊娠初期カットオフ値は≧100 mg/dL，中期カットオフ値は≧95 mg/dLです。

③随時血糖法

食後時間は考慮せず血糖値を測定する方法です。妊娠中期のカットオフ値は≧100 mg/dLです。

④50 g GCT法

妊娠中期（24～28週）に行ないます。カットオフ値は≧140 mg/dLです。

尿たんぱくの出現と病態

尿たんぱく定性（試験紙法）で陰性なら正常値です。2005年，日本臨床検査標準協議会（JCCLS）により，全メーカーの試験紙が「1＋＝アルブミン濃度30 mg/dL」に統一されました。

健康人の生理的尿中たんぱく排泄量は100 mg/dL未満です。そのうち

50％が血漿由来のアルブミンで，残りの50％が尿細管から分泌されるTamm-Horsfall（タム・ホースホール）たんぱくです。アミノ酸は糸球体でろ過された量のほとんどが近位尿細管で再吸収されます。

　生理的たんぱく尿の出現は，過度の運動後，精神的興奮，冷浴，起立位，発熱などで認められます。一方，病的たんぱく尿には以下のようなものが挙げられます。

- 腎前性たんぱく尿：ヘモグロビン尿（血管内溶血），ミオグロビン尿（横紋筋融解），Bence-Jones（ベンス・ジョーンズ）たんぱく（多発性骨髄腫）
- 糸球体性たんぱく尿：原発性糸球体腎炎，腎硬化症，糖尿病性腎症
- 尿細管性たんぱく尿（$β_2$マクログロブリン）：間質性腎炎，急性尿細管壊死，Fanconi（ファンコーニ）症候群，二次性尿細管障害
- 腎後性たんぱく尿：尿路感染症，尿路系腫瘍，結石など

　1日150 mg以上のたんぱくの尿中排泄が認められる場合を，たんぱく尿といいます。随時尿でたんぱくが陽性になったら，早朝第1尿を用いて再検します。そのため次回の健診では早めに外来に来てもらいましょう。

　早朝第1尿を用いての再検査は，起立性たんぱく尿の除外と，発熱，運動など生理的たんぱく尿の回避が目的です。たんぱく尿の多くはアルブミンですが，尿中アルブミンは，

- 早朝尿：16.5 mg/dL 以下
- 随時尿：29.3 mg/dL 以下

が正常です。このように運動後はかなり尿中アルブミンが増加するため，尿たんぱく（1＋）を異常か正常か分別する必要があるのです。

妊娠時のたんぱく尿の評価

　1日300 mg以上の尿たんぱくの出現はPIHと診断されます。尿たんぱく（1＋）は30 mg/dLですから，妊婦は1日10回（1 L）排尿するとして，PIHでは30 mg/dL×10回＝300 mg/日（1日量）と考えます。尿たんぱく（±）は15 mg/dL程度ですから，15 mg/dL×10回＝150 mg/日で，異常ではないことになります。すなわち，尿たんぱく（±）は病的所見ではないと評価します。なお，高血圧を伴わない尿たんぱくのみの場合は妊娠たんぱく尿と評価され，PIHの分類からは除外されています。

　尿たんぱく（1＋）が連続して出現したら，以下の予備軍と考えて注意を怠らないことが大切です。

- 常位胎盤早期剝離
- PIH
- 子癇発作

・HELLP症候群

血圧の測定方法

血圧評価法

血圧の評価方法としては，以下の3種類が挙げられます。
- 外来随時血圧測定（conventional blood pressure monitoring；CBPM）
- 家庭血圧自己測定（self blood pressure monitoring；SBPM）
- 自由行動下血圧測定（ambulatory blood pressure monitoring；ABPM）

妊婦外来血圧測定時の注意点

妊婦健診では診察室入室前に血圧を自己測定します。血圧のスクリーニングはPIHの有無の診断に用います。

外来で行なう血圧測定では以下の事項に注意しましょう。

①初回血圧測定時は左右両側の上腕で測定します。左右で10 mmHg以上異なる場合は，以後は高い側を採用しましょう。

②カフの位置は心臓の高さに保持して血圧を測定します。

③高血圧（軽症）の診断には，血圧測定値は初回より2，3回目のほうが低下（10～15 mmHg）するため，数回（3回程度）測定し，安定した時点でその平均値をとります。

④140/90 mmHg以上の場合は，自宅に血圧計があれば次回までの朝・昼・晩の3回計測を数日行なってもらい，記録したものを持参してもらいましょう。家庭血圧が135/85 mmHg以下の場合は次頁で述べる白衣高血圧と考えます。

⑥150/95 mmHg以上は薬物療法の対象者と考えます。

家庭血圧の測定法とその意義

血圧は1日2回，朝と晩に測定します。
朝：起床後1時間以内，排尿後，座位，朝食前（1～2分安静後）
晩：就寝直前や入浴後は避ける（1～2分安静後）

上腕血圧計の使用が推奨されます。カフは心臓と同じ高さに保持し，厚手の服は脱ぎ，薄いシャツ程度は身につけていてよいでしょう。2～3回程度測定して平均値をとります。

日本高血圧学会の「高血圧治療ガイドライン（JSH 2009）」では家庭血圧による高血圧基準は135/85 mmHg以上であり，外来血圧に相当する

家庭血圧値はそれぞれ140/90 mmHgが125/80 mmHgに，160/95 mmHgが135/85 mmHgになるとされ，家庭血圧125/80 mmHg未満を正常血圧としています。ただし，妊婦における基準値は設定されていません。

助産師外来で血圧が140/90 mmHgのときの対応

　血圧が140/90 mmHg未満は正常血圧で，140/90 mmHg以上はPIHと診断します。しかし，病院やクリニックの門をくぐるということ自体をストレスと感じる妊婦はたくさんいます。ストレスはアドレナリンの分泌を招き血圧上昇につながります。白衣を見ただけで血圧が上昇してしまう白衣高血圧もあります。そこで，前頁の④のように自宅で測定した値を参考にするのです。前述したように外来での血圧が150/95 mmHg以上であれば薬物療法の対象者と考えます。一般的に正常妊婦の血圧は，最初の数か月はやや下がり気味で推移しますが，妊娠7か月頃よりわずかながら上昇します。

　血圧が140/90 mmHg程度の際は，以下のことを留意して妊婦を指導してください。

- ゆったりとした生活を心がけ，塩分や脂肪分の多い食事に注意し，野菜や果物を増やすと血圧が下がりやすくなります。
- 1日30分程度のウォーキングを勧めましょう。筋肉中に滞った血液の流れがよくなり，心臓のポンプの負担が軽減され，血圧が下がりやすくなります。
- 頭痛，かすみ目，イライラ，胃痛などが出現したらすぐ医師の診察を受けましょう。

白衣高血圧とは

　医療機関（診察室）でのみ血圧が高くなり，家庭血圧は正常な場合を白衣高血圧といいます。白衣高血圧は不安や緊張など精神的なものによると考えられていますが，最近では高血圧の前段階であるとの報告がなされているので注意が必要です。

　妊娠20週以前の外来随時血圧が140/90 mmHg以上の軽症高血圧症例では，白衣高血圧が高頻度にみられます。この場合は家庭血圧を測定してもらい，正常（非妊婦の場合，広義135/85 mmHg，狭義125/80 mmHg未満）であれば白衣高血圧とします。135/85 mmHg以上の場合は真の高血圧，すなわち慢性高血圧合併妊娠と診断します。

仮面高血圧とは

　仮面高血圧とは，家庭血圧が高く，外来血圧は正常なものです（白衣高血圧は家庭血圧は正常で外来血圧が高いものです）。仮面高血圧には，早朝高血圧，ストレス性高血圧，夜間高血圧の3種類があります。

・早朝高血圧：起床時間帯の血圧が高くなるものです。モーニングサージ型では，朝目覚める前後に急に血圧が高くなります。早朝高血圧にはディッパー型とノンディッパー型があり，前者は朝目覚めると同時に血圧が急上昇するタイプで，後者は夜間血圧が下がらないままだらかに上昇するタイプです。ノンディッパー型は睡眠時無呼吸症候群の人に多いとされます。

・ストレス性高血圧：昼間に職場のストレスや疲れなどにより血圧が高くなるものです。

・夜間高血圧：夜寝ている間に血圧が上がるもので，早朝まで高いまま持続します。睡眠時無呼吸症候群では夜間高血圧をきたすことが多く，夜間の突然死のリスクが他の時間帯より約2.5倍高いとの報告があります。

　朝に血圧が上昇するメカニズムは，体内時計に従って脳下垂体より副腎皮質ホルモンのコルチゾール分泌の指令が出ると血管が収縮して血圧が上がり，身体を動かしやすくなること，もう1つは目覚めることで交感神経が活動を開始し，それによりノルアドレナリンが分泌されるため血管が収縮して血圧が上昇するというものです。

　仮面高血圧は1日のうちの一時期（主に朝）の高血圧であり，持続性高血圧とは異なる病態です。持続性高血圧患者は自らが高血圧であると認識しているので，運動などにより生活習慣の是正を図りきちんと服薬します。そのため夜間・早朝の血圧も適切にコントロールされていて，心筋梗塞や脳血管障害のリスクは仮面高血圧ほど高くありません。しかし仮面高血圧では医師も患者も高血圧と明確に認識できないため，患者は摂生に努めることがなく，医師もきちんとした服薬の指示をしないので，夜間・早朝の血圧は高いまま放置されて心筋梗塞や脳血管障害の発症リスクが高くなります。

　もし仮面高血圧を見逃した妊婦が深夜・早朝にお産になったとき，陣痛に伴い急激な血圧上昇が起きて想定外の子癇発作が発症する危険性があります。妊婦には必ず自宅で深夜と早朝に血圧を測ってもらい，仮面高血圧でないことを妊婦健診の時点で確認しておくことが大切です。

　心筋梗塞や脳血管障害の発症リスクの高さは，

正常血圧＜白衣高血圧＜持続性高血圧＜仮面高血圧

となっています。

体重増加―非妊娠時より 15 kg 以上増加したときの対処法

　　妊娠中に太りすぎても出産することは可能です。しかし，体重が増えすぎると高血圧や GDM を併発する危険が高くなります。また，母親が肥満では胎児も太って難産になる可能性が高くなり，特に肩甲難産の注意が必要です。もしも帝王切開になった場合には手術の負担だけでなく，術後の回復にも時間がかかります。そのため妊娠中の体重増加は非妊娠時からの増加を問題とします。

　　通常は Body Mass Index（BMI；体重 kg÷身長 m^2）で判断します。妊娠前の BMI 値と至適体重増加量は，下記の通りです。
- やせ（BMI≦18.5）　10〜12 kg 増
- 標準（18.5≦BMI＜25）　7〜12 kg 増
- 肥満（BMI≧25）　5〜7 kg 増

　　15 kg 以上の体重増加は明らかに異常ですから，食事療法の適応となります。また，BMI が妊娠初期で≧24，中期で≧26，末期で≧28 の場合は肥満妊婦とされます。BMI 28 以上は GDM の予備軍です。

　　リスクを最小限に抑えるためには自己管理が大切で，食事療法と運動が効果的です。食事療法のポイントはカロリーを制限しつつ十分な栄養を摂ることで，たんぱく質，ビタミン，ミネラルなどを多く含んだものを摂取するよう指導します。運動で体重を減らすことはとても難しいのですが，運動は心身のリフレッシュに効果的ですし，食事量を極端に減らさなくても体重増加を抑えることができます。また，全身の循環がよくなるので高血圧の予防にも効果的です。

　　肥満妊婦では，妊娠初期に超音波で胎児の大きさから妊娠週数を正確に算定します。妊娠中・後期には胎児の大きさと向きに注意します。また，GDM の徴候を把握するためのスクリーニングとして糖負荷試験を行ない，妊娠末期には胎児が元気かどうかを確認するためノンストレステスト（NST）などを実施します。

　　体重および BMI については 3 章でくわしく述べます（93 頁）。

2 自覚症状，その他のトラブルへの対応

子宮収縮の自覚と切迫早産の予知

　妊娠20週を過ぎるとブラックストン・ヒックス（Braxton-Hicks）収縮というものが子宮壁に出現します。これは1時間に1回程度出現し，収縮も10～20 mmHg程度の弱いもので子宮頸管を開大させる力にはならないので，切迫早産の危険はありません。むしろ子宮の収縮により絨毛間腔への血流の増大が起こるため，胎児への酸素供給が進み，胎児の発育にプラスに働きます。これはお産の本番で突然の陣痛発来に驚かないためのウォーミングアップといったところでしょう。15～20秒程度続くのが普通です。ブラックストン・ヒックス収縮は胎児娩出に至ることはありませんが，9か月を過ぎると収縮回数も頻度も増し，子宮口の展退と開大に関わるようになります。

　一方，卵膜に炎症が波及すると，プロスタグランジンが羊膜や脱落膜から産生され，子宮収縮を発動させます。

　この両者の子宮収縮は軽度のときには区別がつきにくく，生理的な子宮収縮と考えていたものが病的なものであったり，病的な子宮収縮と予想したものがそうでなかったりと，子宮収縮だけで切迫早産を診断することはきわめて困難といわざるを得ません。子宮収縮による切迫早産の正診率は50％程度といわれています。

　1時間に4回以上子宮収縮を感じる場合や，腰部，背中，お腹に痛みを感じていつもと違う帯下（たとえば薄いピンク色）が認められたら，すぐに医師の診察を受けましょう。また，子宮収縮が頻繁に自覚されるとの訴えがある場合には，超音波検査を用いて子宮頸管の変化を確認する必要があります。子宮収縮があり，子宮頸管が短く展退していれば切迫早産と診断し，治療の対象です。

便秘の原因と対処法

　妊娠中の便秘の主な原因は，プロゲステロンという妊娠維持のホルモンの分泌が増加するためです。このホルモンは平滑筋を弛緩させるため腸の筋肉が緩み，排泄作用を弱めます。また，大きくなった子宮で腸が圧迫さ

れて蠕動運動が妨げられることも便秘の原因です。

【対処法】
- 食物繊維をたくさん摂るようにします。
- 水分を十分摂ります。水分は便をやわらかくし，腸の動きを活発にします。
- トイレに行くのを我慢しないようにします。
- 毎日30分は運動（ウォーキング）をしましょう。

　また，妊娠中はお腹にガスがたまりやすくなることもあります。この予防法は，定期的に排便すること，ゆっくりよくかんで食べることです。早食いは空気をたくさん飲み込んでしまいます。腸内ガスの70％は口から飲み込んだ空気です。ガスを産生しやすい食べものとしては玉ねぎ，キャベツ，甘いお菓子，揚げものなどがあります。

頭痛の原因と対処法

　もともと頭痛持ちの方もいますが，妊娠すると主にホルモンの変化や循環血液量の増加などで頭痛の頻度が増加します。さらに疲労，ストレス，空腹，緊張なども頭痛を助長させます。

【対処法】
- 妊娠中は不安が高まるので緊張性頭痛を起こしやすくなります。リラックスに努めましょう。
- 休息を十分とりましょう。
- 騒がしいところは避けるようにしましょう（デパート，騒がしいレストランなど）。テレビの音量を小さくしましょう。
- 換気に気をつけましょう。ときには戸外で散歩をしましょう。
- 鼻づまりによる頭痛には，蒸気吸入や胸から首にかけてのマッサージをしてみましょう。
- 根をつめて字の小さな本を読んだり，細かい仕事をしたりするのはやめましょう。
- 姿勢に気をつけましょう。長時間の前かがみは禁物です。

　片頭痛の持病のある方は妊娠中繰り返し起こりやすくなります。片頭痛の原因は脳血管の収縮と，その後の急激に血管が拡張して血流が増加した際に痛みが増強するものです。ストレスに注意して，チョコレート，コーヒーなどの飲食は避けたほうが安全です。

お腹が痛いと訴えがあった場合の予想すべき疾患

　びまん性のお腹の張り，不規則な痛み，周期的な痛み，持続的な痛みがある場合には，まず切迫早産を疑います。わずかでも子宮出血を伴っている場合には，痛みは弱くても常位胎盤早期剝離を考えます。出血がなくても子宮底部に一致した部位での激痛があれば，常位胎盤早期剝離と考えます。すぐに胎児心音モニタリング（CTG）で胎児心音を確認しましょう。右側腹痛の場合には急性虫垂炎を疑います。胃周辺の痛みでは HELLP 症候群の可能性があります。必ず下痢や便秘の有無を確認しておくことも正確な診断には必要です。

急性虫垂炎

　嘔気，嘔吐を伴った局所的な右側腹部痛（マックバーネー点の痛み）があるときは急性虫垂炎を疑います。妊娠中の虫垂炎の診断は難しく，ときに穿孔性虫垂炎から腹膜炎を併発することもあり，その場合は発熱も伴います。疑わしい場合はすぐに医師の診察を受けましょう。

- 虫垂炎合併妊娠の頻度は 1500 例に 1 例です。
- 妊娠中に非産科的適応で開腹術に至る原因の第 1 位です。
- 妊娠中は検査所見が診断の決め手にはなりません。体温，白血球数，CRP（C 反応性たんぱく）などもあてになりません。
- 術前の正診率は 65％程度です。
- 妊娠中に虫垂炎が増悪する理由は，妊娠中は虫垂が上方に移動し大網が上方に偏位するため，虫垂での炎症が局所に限局せず診断が遅れやすくなるからです。

HELLP 症候群

　突然の心窩部痛，悪心，嘔吐，頭痛，全身倦怠感を訴えて発症します。PIH を合併していることが多いのですが，合併していなくても発症します。子癇の発作を伴うことがあり注意が必要です。

- 急性胃拡張による心窩部痛は 85〜95％に出現します。
- 肝機能障害に伴う倦怠感は約 90％，嘔気・嘔吐は約 50％に出現します。
- PIH を伴わないときもあります。
- 疑わしき場合は血液検査で血小板数，肝機能（AST，ALT）などを確認しましょう。

常位胎盤早期剝離

外出血型の場合はあまり下腹部痛がないため診断が遅れることがあります。胎盤後血腫型は外出血がほとんどなく，急激で強い下腹部痛と子宮全体の硬直（板状硬）を認めます。妊娠 30 週前後に多くみられます。

- 特異的な症状：腹部全体の痛み（腹部板状硬）があり，子宮硬直に出血を伴い，胎動が消失します。
- 非特異的症状：腹部が何となく張ったような感じがあり，わずかずつ出血が持続することがあります。胎児心拍数には異常所見は認めませんが，細変動の減少が見られることがあります。

外来で性器出血を見たときの対応

性器出血には下腹部痛，腹部緊満感が伴うのが普通です。

出血

通常，助産外来で遭遇する出血性疾患は切迫早産，前置胎盤，常位胎盤早期剝離，頸管ポリープ，子宮腟部びらん程度です。以下の状態を確認します。

- 色：鮮紅色，赤色，褐色，暗赤色
- 量：少量～多量
- 性状：漿液性，粘稠性，凝血混入
- 出血の状態：断続性，持続性，拍動性など

助産外来が妊娠 16 週頃から開始されるときは，子宮外妊娠，切迫流産，胞状奇胎などはすでにスクリーニングされているはずですし，前回帝王切開例は医師外来を受診されるでしょうから，子宮破裂のような疾患に遭遇することはないと思われます。

疼痛

出血に伴い痛みがある場合は，
- 部位：下腹部，腹部全体，局所的な痛み
- 性状：鈍痛，圧痛，牽引痛，けいれん様（テタヌス様）疼痛
- 状態：断続的，持続的，規則的

などをよく観察し，問診で細かくたずねます。

疾患の鑑別

切迫早産

性器出血は少量で，下腹部から腰痛を訴えることが多く，子宮頸管が短

縮していたり，子宮口が開大していたりしています。妊娠22週以降が要注意です。

前置胎盤

　反復して出血があります。腹痛はなく，子宮収縮もみられません。突然の大出血をみることがあります。超音波断層検査で胎盤の付着部位を確認します。ほとんどが妊娠26週以降に発症します。

常位胎盤早期剝離（→56頁）

頸管ポリープ，子宮腟部びらん

　少量の出血を認めます。腟鏡診（クスコ診）で出血部位を確認することができます（マスターしておきましょう→40頁）。妊娠期間を通じていつでも発症します。

嘔気，嘔吐を伴った腹痛

　腹痛をきたす主な疾患には，急性胃腸炎，HELLP症候群，急性虫垂炎，急性腎盂腎炎，急性膵炎，尿路結石（尿管結石，腎臓結石），水腎症などが挙げられます。このうち，嘔気，嘔吐は水腎症以外のすべての疾患に出現します。

急性胃腸炎

　ロタウイルス，ノロウイルスによる感染性疾患です。突然の上腹部痛と嘔気，嘔吐が出現し，下痢を伴うことが多いです。

HELLP症候群（→55頁）

急性虫垂炎（→55頁）

急性腎盂腎炎

　腰背部痛と悪寒，発熱が主症状で，尿所見で確定診断がつきます。入院のうえ抗生物質による治療が必要です。

急性膵炎

　きわめて激しい上腹部痛と悪心，嘔吐を伴います。自己膵酵素（アミラーゼ）による膵臓の自己融解が本態です。診断がつきしだい入院し，内科的・保存的治療を行ないます。

尿路結石

　主に尿管に結石が引っかかったときに，側腹部から腰部の疝痛を引き起こします。妊娠中に発生する頻度は0.03％程度ですが，転げ回るほどの激しい痛みを伴います。血尿が必発です。

水腎症

　大きくなった妊娠子宮の尿管圧迫により生じます。尿管が圧迫されると尿の流出が妨げられ，腎盂が拡張します。そのため側腹部から腰背部にかけて痛みが発生します。妊娠中はホルモンの影響で尿管の蠕動運動が弱くなることと，大きくなった子宮で尿管が圧迫されることにより発症するので，妊娠中はできるだけ仰臥位をとらないように指導しましょう。

胸やけの原因と対処法

　食べすぎや飲みすぎが原因で消化不良や胸やけになることもありますが，妊娠特有の身体の変化でもこれらの症状は発生します。

　妊娠初期にはプロゲステロン，リラキシンというホルモンが産生されます。これらのホルモンは子宮の平滑筋や靱帯などを弛緩させ妊娠維持にとても大切なのですが，一方で消化管などにある平滑筋を弛緩させるため，食べたものの消化が遅れて腸内での食物の移動が遅くなり，結果としてお腹が張ったり，消化不良になったりするのです。しかし，ゆっくり消化すると血液中にたくさんの栄養が行くので，胎児にとっては栄養をもらうのに都合がよいともいえます。

　また，ホルモンにより食道と胃の境にある噴門の筋肉が弛むと，胃内の食べものが胃から食道に逆流して胸やけが生じます。胃内には胃酸が大量に含まれているので，その酸の刺激で胸のあたりが焼けるように感じるのですが，これを胸やけと呼んでいます。妊娠後半になると大きくなった子宮が胃を押し上げるので，胸やけが増悪することが多いようです。

【対処法】
・太りすぎると胃がよけい圧迫されるので，太りすぎに注意する。
・お腹を締めすぎないようにする。
・1回の食事量を減らし気味にして，食事回数を増やす。
・よくかんで食べる。
・消化の悪いもの，胃にもたれるものを食べないようにする。
・食後すぐに横にならず，しばらくは起きている。

鼻血・難聴

鼻血・難聴は生理的な所見です。妊娠するとエストロゲン，プロゲステロンのホルモン濃度が高まり，鼻粘膜への血流量が増加して粘膜が腫れてやわらかくなるため，鼻の通りが悪くなり，鼻づまり症状を呈します。また，妊娠すると循環血液量が40％増加するので，耳の奥の毛細血管の束を流れる血液が増加し，耳がボーッとして聞こえにくくなります。

また，鼻の奥にある毛細血管の集中した地域の血管床がやわらかくなるため，鼻をかむ程度のちょっとした刺激でも毛細血管が破綻して，しばしば鼻血が出る妊婦がいます。しかし血液凝固系には異常がないので，安心するよう説明してあげましょう。ただし，裏にITPが隠れていることもあるので，注意は怠らないようにしましょう。

【対処法】

鼻血に関しては加湿器を使用し，室内の乾燥を防ぐことが有効です。鼻血を止めるには横になったり上を向いたりするより，座ったまま少し前かがみになって小鼻を親指と人差し指で挟んで5分ほど圧迫して止血します。

難聴に関してはよい対応策はありません。人によってはまったく聞こえなくなるほどひどくなる方もいますが，お産が終了するとほとんどの妊娠性難聴は改善します。

動悸・息切れの原因と対処法

動悸の出現

動悸は循環血液量が非妊娠時の40％程度増加する妊娠32週頃にピークになることが多いようです。もともと非妊娠時には4000 mL程度の血液を心臓から送り出していたのですが，妊娠10か月頃になると5250 mL程度にまで循環血液量は増加します。心臓は思いっきり働かなければならないので，心臓に大きな負担がかかってしまうのです。そのため隠されていた不整脈や頻脈が出現するようになります。触診をして頻脈や脈の欠損を確認しましょう。

健診では聴診もとても大切です。健診ごとに心臓の聴診を行なうのがポイントで，予期せぬ不整脈を見つけることができます。ただし，頻脈や脈の欠損程度では，お産に支障をきたすほどの問題となる病的異常はほとんど起こりません。

息切れ

　妊娠が進むにつれて妊娠ホルモン（プロゲステロン）によって呼吸中枢が刺激され，呼吸の回数や深さが増すため息苦しさを感じるようになります。妊娠中期から末期になると，大きくなった子宮が横隔膜を下側から上方に押し上げるため，肺の存在する胸郭のふくらみを圧迫するので，深呼吸をするのも難しくなってきます。ゆっくりリラックスすれば治る程度の軽い息切れは問題ありませんが，激しい息切れがある場合には注意が必要です。呼吸が速くなり，唇や指先にチアノーゼが出現する，胸に痛みが走るなどといった場合は医師の治療が必要です。

DVが疑われたら

　ドメスティックバイオレンス（domestic violence；DV）すなわち夫や恋人からの暴力を発見するためには，率直に「夫（またはパートナー）との関係は大丈夫ですか？」と聞くことが大切です。DVは妊娠中にエスカレートすることが多いので，初めての外来受診時に必ず問診しておく必要があります。

　DVが疑われたら，常に妊婦の立場に立って相互信頼関係を築くことが第一です。DVの被害を受けていることがわかったら，本人と相談のうえ，健診施設を誰にも明かさないこと，プライバシーが守れる部屋で1対1で妊婦健診を行なうことが必要です。

　通常の助産外来では助産師1人が対応することが多いですが，DVの場合には1人の助産師が抱え込むのではなく助産師皆でチームを組んであたることが大切です。そして，関連機関（福祉事務所など）との連携を密にし，常に情報を提供し，緊急時にどう対応するかを明確に取り決めておくことが必要です。お産に際しても夫（またはパートナー）からの連絡は受けないように配慮し，幸せなお産を遂行できるようにスタッフが全員で支援しましょう。

3　妊婦健診での検体検査と説明

　妊婦健診で行なう検査は施設により若干の相違はありますが，ほぼここで示すような検査が行なわれています。検査結果の判定と診断は医師が行なうことになっているため，助産師は検査結果を判定する必要はありませんが，妊婦に質問されたときに答えられるよう内容の把握は必要です。
　ここでは，妊婦健診で行なう検体検査と妊婦への説明について述べます。

感染症

　母児感染を経胎盤感染，産道感染，母乳感染に分類したものを表3に示します。

B型肝炎ウイルス（HBV）

　HBVキャリアはわが国では人口の1％弱と決して少なくなく，胎児に感染する危険が5％程度あります。奇形は起こしませんが，児の20〜30％はキャリアとなる可能性があり，そのうち約10％が20〜30歳頃に肝障害を起こすことがあります。
　妊婦のHBe抗原が陽性の場合は95％以上に母子感染が成立します。そのうち85％の児はHBVキャリアになります。HBe抗体陽性例では母子感染は6〜7％で，そのほとんどが一過性です。

表3　母児感染の経路別まとめ

経胎盤感染 （垂直感染）	産道感染	母乳感染
トキソプラズマ 風疹 サイトメガロウイルス 性器ヘルペス 梅毒 パルボウイルス HIV	B型肝炎ウイルス C型肝炎ウイルス 単純ヘルペスウイルス ヒトパピローマウイルス 　（尖圭コンジローマ） クラミジア HIV GBS サイトメガロウイルス 淋菌 カンジダ	ヒトT細胞白血病ウイルス HIV

図21 B型肝炎の検査

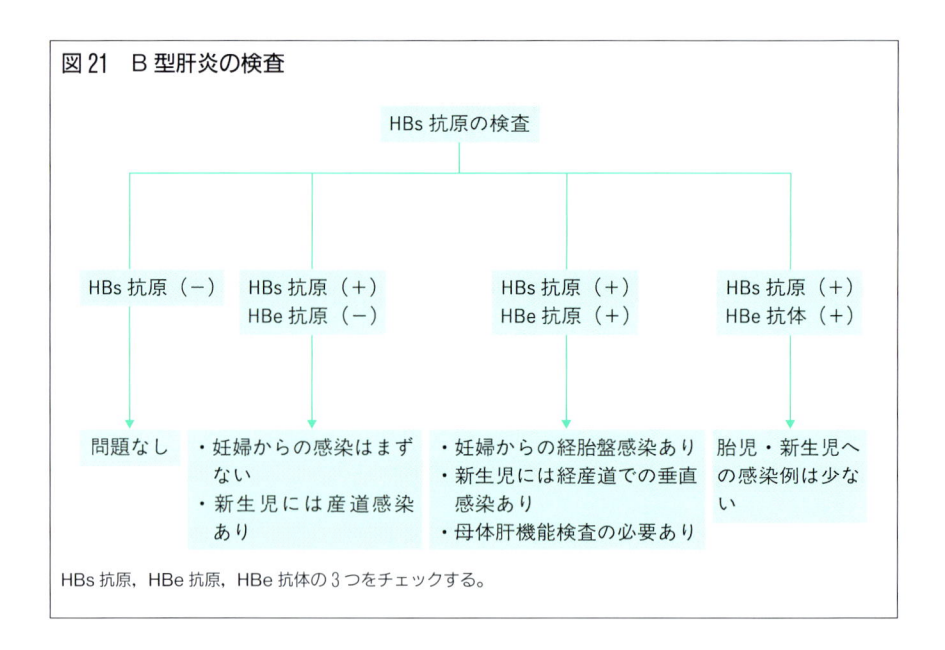

```
                        HBs抗原の検査
        ┌──────────┬──────────┬──────────┐
   HBs抗原（－）  HBs抗原（＋）  HBs抗原（＋）  HBs抗原（＋）
                  HBe抗原（－）  HBe抗原（＋）  HBe抗体（＋）

   問題なし    ・妊婦からの感染  ・妊婦からの経胎  胎児・新生児へ
               はまずない       盤感染あり      の感染例は少な
              ・新生児には産道  ・新生児には経産   い
               感染あり         道での垂直感染
                              あり
                             ・母体肝機能検査
                              の必要あり
```

HBs抗原，HBe抗原，HBe抗体の3つをチェックする。

検査項目

HBs抗原の検査を行ないます。陽性は「HBs抗原（＋）」と表します。

HBs抗原（＋）の場合

さらにHBe抗原，HBe抗体を検査します。その結果を図21に示します。

HBVキャリア妊婦への説明

HBVは主に血液で感染します。鼻出血などの血液や分泌物などの処理に注意を払い，カミソリ，歯ブラシは専用とすることを心がけるよう指導しましょう。なお，母乳は児に与えても心配ありません。

厚生省「B型肝炎母子感染防止事業」のまとめ

1995年4月1日に改訂された厚生省（当時）「B型肝炎母子感染防止事業」から，要点を以下にまとめました。

①妊婦のHBs抗原検査のみが「B型肝炎母子感染防止事業」の給付対象となり，その他は健康保険給付に移管します。

②HBs抗原陽性妊婦のHBe抗原検査は健康保険で行ないます。

③出生児の感染防止処置および検査はすべて健康保険で行ないます。

④HBe抗原陽性HBVキャリア妊婦からの出生児に対する感染防止処置は，従来通り抗HBsヒト免疫グロブリン（HBIG）は2回，HBワクチンは3回投与とします。

⑤新たにHBe抗原陰性HBVキャリアからの出生児に対しても，感染防止処置を行なうことになりました。ただし，この場合は2回目のHBIG投与を省略してもかまいません。

⑥出生児の検査に関しても次のように改定されました。

図22 C型肝炎の鑑別診断

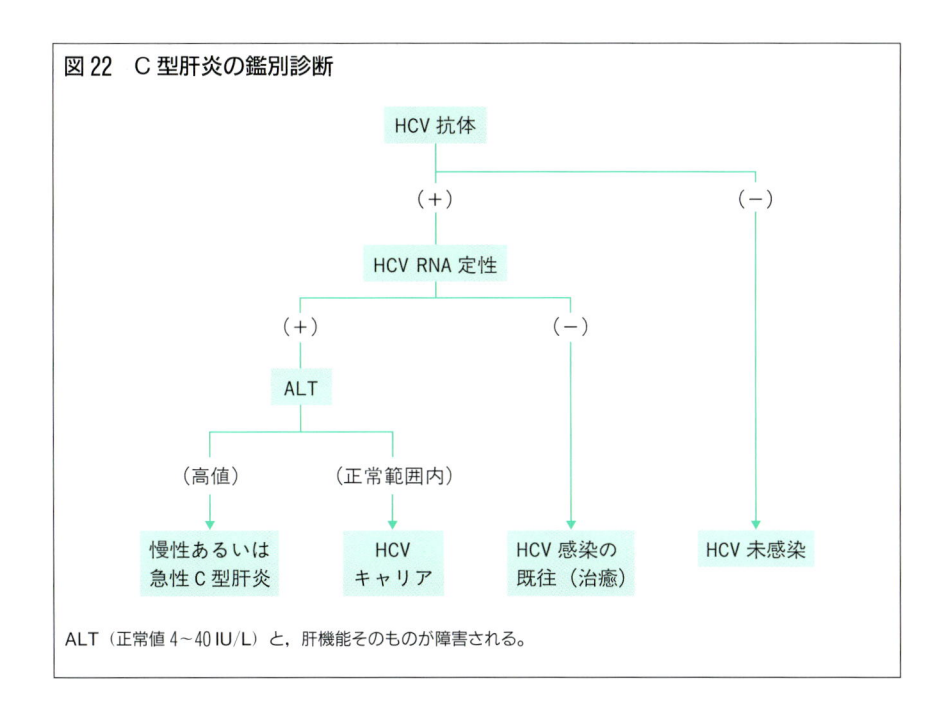

```
                    HCV 抗体
                   ／      ＼
                 (＋)      (－)
                  │          │
              HCV RNA 定性
              ／       ＼
            (＋)      (－)
             │          │
            ALT
          ／    ＼
       (高値)  (正常範囲内)
          │       │           │           │
      慢性あるいは  HCV     HCV感染の    HCV 未感染
      急性C型肝炎  キャリア  既往（治癒）
```

ALT（正常値 4～40 IU/L）と，肝機能そのものが障害される。

- 臍帯血検査は省略する。
- 生後1か月のHBs抗原検査は従来通り行なう（従来は2か月時のHBIG投与前）。ただしHBe抗原陰性HBVキャリア妊婦からの出生児においては省略してもよい。
- HBワクチン終了後（生後6か月頃）にHBs抗原・HBs抗体検査を行ない，十分なHBs抗体産生が認められなければHBワクチンの追加接種（健康保険適応）を行なう。
- ⑦HBs抗原陽性となった児については，定期的にHBs抗原，HBe抗原，ALT/ASTの検査を行ない，経過を観察します（健康保険の適応となる）。

C型肝炎ウイルス（HCV）

わが国では急性ウイルス肝炎の40％，慢性肝炎の70％，肝硬変の60％，肝細胞がんの70～80％はHCVの感染によると言われています。人口に占めるキャリアの割合は約2％といわれています。またHBV（＋）の人にHCV（＋）が多いことがわかっています。

妊婦がHCV（＋）の場合，母子感染率は約10％です。

検査項目

HCV抗体の検査を行ないます。陽性は「HCV（＋）」と表します。

C型肝炎の鑑別診断

鑑別診断は図22に示した手順で行ないます。

HCV キャリア妊婦への説明

HCV キャリアだと判明した妊婦へは，以下のことを伝えましょう．

- 年代によって差がありますが，日本人の約 2%に認められます．
- 20〜30 年の経過で慢性肝炎，肝硬変，肝臓がんへと進行することがあるので，今後定期健診を受けることを勧めます．
- 治療にはインターフェロンが有効です．
- まれにですが家族内感染，夫婦間感染が認められるので，家族に HCV 抗体のスクリーニングを受けることを勧めます．
- 主に血液を介して感染するので，鼻出血など血液の処理に注意を払ってください．
- 家族内感染と夫婦内感染率との間に差はないので，ことさらコンドームの使用を始める必要はありません．
- 母子感染率は約 10%で，HBV と違い比較的低いことがわかっています．
- 母乳哺育で母子感染率は変わりません．
- 児は小児科で経過観察します．

トキソプラズマ感染症

日本での妊婦の抗体保有率は 20%以下であり，妊娠中の初感染率は 0.5%以下です．

検査項目

トキソプラズマの血清学的検査を行ないます．

- IgG 陰性：未感染
- IgG 陽性しかし IgM 陰性：過去の感染
- IgG 陽性かつ IgM 陽性：感染症の急性期

検査が必要である症例では IgM トキソプラズマ抗体価を測定します．ただし母体 IgM 抗体価は 1〜2 年前に罹患したものでも高値を示すことがあり，診断は困難です．

胎児採血による胎児 IgM 抗体価測定は正確に診断できますが，手技が困難です．

胎児感染

母体が初感染を起こすと経胎盤的に約 40%に胎児感染が起こり，さらにその約 40%が発症します．したがって，胎児がトキソプラズマ症を発症するのは初感染した患者の約 15%です．

胎児感染は第 1 三半期では約 25%，第 3 三半期では約 65%で，重篤な先天性トキソプラズマ症は第 1 三半期では患児の 75%に及びますが，妊娠後半期ではほとんど認められません．

先天性トキソプラズマ症の臨床症状

先天性トキソプラズマ症の児は以下の症状を示します。
- 出生時の肝脾腫
- 脳内石灰化
- 水頭症
- 貧血
- 黄疸
- けいれん
- mental retardation（精神運動障害）
- 網脈絡膜炎

予防

母体への感染を予防するには，以下のことに留意する必要があります。
- 生肉の非摂取
- 手洗いの励行
- 猫からの隔離

治療

母体が感染していることがわかったら，アセチルスピラマイシン1回200 mgを1日4～6回，3週間投与します。アセチルスピラマイシン＋ピリメサミンとスルファジアジンは母児間の垂直感染を約60％抑制しますが，すでに感染した胎児への効果は少なくなります。したがって，胎児感染に至らないときの母体感染の治療薬といえます。

風疹

妊娠可能な年齢層の女性の90％以上が風疹の抗体は陽性です。しかし，男性および15歳以下の女子の抗体陽性率は低く，家庭内感染などにより抗体陰性の妊婦が個別的な風疹に罹患する余地が残されているため，注意が必要です。

日本では1977年から行なわれた女子中学生へのワクチン接種により95％の抗体保有率でしたが，1994年の法改正後は接種率が激減し，1987年生まれの女子の抗体保有率は50～90％に低下しています。

検査項目

風疹抗体であるHI抗体を調べます。32～128倍が正常です。
- HI抗体価が256倍のときは，妊娠直前・直後に風疹に罹患したか，以前にすでに罹患した後か，再感染かのいずれかです。
- HI抗体価が4倍以上に推移する場合は，最近風疹に罹患したことが考えられるので，風疹IgMの抗体測定を行ないます。
- 風疹IgM抗体が陽性のときは風疹に罹患しています〔50～60日＋18

日（潜伏期）以内に罹患〕。

風疹感染（不顕性感染が約20％）での母体症状

妊婦が風疹に感染すると以下の症状を呈します。
- 発疹
- リンパ節腫脹（頸部，耳介後部，項部）
- 眼瞼結膜充血

先天性風疹症候群（CRS）

風疹に初感染した母体から胎児が感染した場合，先天性風疹症候群（congenital rubella syndrome；CRS）の児が出生する場合があります。CRSでは，次のような症状を呈することがあります。
- 子宮内発育遅延
- 眼症状：白内障，網膜症，角膜混濁など
- 心疾患
- 聴力障害（感音性難聴，言語障害）
- 精神症状
- 骨症状（長管骨骨幹端の放射線異常像など）
- その他

CRS児の出現頻度

母体が風疹に罹患した時期（妊娠週数）により，胎児へ与える影響は異なります。
- 〜11週：100％
- 11〜14週：25％
- 15〜16週：5％
- 17週以降はみられない

不顕性感染では顕性感染の1/10の発生率，再感染ではCRS児の発生はありません。

HIV感染症

HIVは性行為で感染する性感染症（STD）です。血液および血液製剤でも感染します。

検査項目

HIVのスクリーニングを行ないます。「HIV（＋）」ならHIV感染です。

感染経路

母子間の感染は以下の経路が考えられています。
- 子宮内感染（経胎盤感染）
- 経産道感染

・経母乳感染

　感染者を発見したら都道府県知事に報告（住所，氏名は不要）し，専門施設に紹介します。

母子感染予防

　児への感染を防止するため，以下の対応がとられます。
・経産道感染予防のため，陣痛発来前に帝王切開とする。
・新生児は出生直後に十分な沐浴を行なう。
・経母乳感染防止のため母乳哺育は禁止である。

成人T細胞白血病（ATL）

　HTLV-1（human T-lymphotropic virus type-1）を病原とし，感染リンパ球に感作することにより感染します。日本では九州，沖縄地方に全国の約半数のキャリアが存在します。母子感染の経路は，HTLV-1感染リンパ球は母乳中に多数含まれるため，免疫応答の低い新生児が母乳により感染します。母子感染頻度は30％です。新たなキャリアの発症を予防することが大切です。HTLV-1キャリア妊婦には十分なインフォームド・コンセントの徹底が必要です。

検査項目

　HTLV-1抗体の有無を調べます。「HTLV-1（＋）」であればHTLV-1キャリアです。

母子感染

　以下の情報を提供したうえで，授乳方法を選択してもらいます。
・直接哺乳では約30％の確率で児に感染します。
・母乳は凍結すれば安心です。
・母乳以外でも約10％の母子感染を認めるため，有効な予防法はありません。
・ATLは乳幼児期の感染キャリアが50～60歳代になったときに発症します。ただし，1年間の発症危険率はキャリア1500人に1人と低率です。

妊婦への説明に際しての留意点

　妊婦へHTLV-1キャリアであることを伝える際は，将来ATLを発症する可能性はあるけれど，その可能性はきわめて低率であり，1年間の発症危険率はキャリア1500人に1人の割合で，キャリア1人の生涯発症率は約5％と，大部分は健康な一生を終えることを強調します。医学の進歩により，将来有効な治療法が発見される可能性もあります。以下の点を十分留意したうえで説明に臨みましょう。
・キャリアであることの秘密を厳守します。

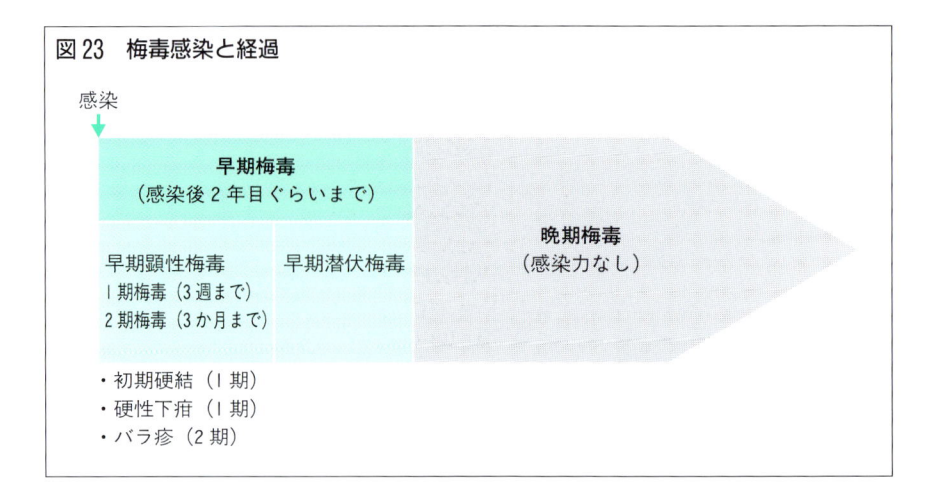

```
図23　梅毒感染と経過

感染
↓
早期梅毒
（感染後2年目ぐらいまで）

早期顕性梅毒　　早期潜伏梅毒　　晩期梅毒
1期梅毒（3週まで）　　　　　　（感染力なし）
2期梅毒（3か月まで）

・初期硬結（1期）
・硬性下疳（1期）
・バラ疹（2期）
```

- 夫には原則として知らせません。
- 夫に説明する場合には担当医から説明することが必要です。

感染予防についての説明

- 生血輸血は避けること（献血しても日本赤十字社でチェックするので陽性血は使用されません）と，悪露，月経血などの処理方法を指導します。
- 性交では精液中のリンパ球により感染しますが，腟分泌物にはリンパ球は含まれないため，男性から女性への感染のみです。

梅毒

　病原体の梅毒トレポネーマ（*Treponema pallidum*；Tp）はスピロヘータ科トレポネーマ属の細菌で，大きさは6～20μm，直径は0.1～0.2μm，ラセン体をしています。39℃なら5時間，4℃なら24時間で死滅します。湿度の変化，殺菌剤などでも簡単に死滅するので，いまだ *in vitro* での継代培養には成功していません。

　以下の経路により感染します。

- 性交により皮膚，粘膜の微細な傷から感染し，感染局所に限局した特有の病変をつくりますが，やがて血行性に全身の諸臓器を侵します（図23）。
- 母子感染（経胎盤感染）します。
- 以前は輸血による感染がありましたが，現在ではありません。

検査項目

　妊婦の梅毒検査は母子保健法で義務化されています。多くの梅毒検査は以下の2つの方法を組み合わせて行ないます。各特徴を挙げます（**表4**）。

①serological test for syphilis（STS）：沈降反応（ガラス板法，凝集法）

- 非特異的反応である。

表4　STSとTPHAとの組み合わせの判定基準

STS	TPHA	反応の結果解釈
−	−	①ほとんど非梅毒 ②まれに梅毒感染初期
＋	−	①ほとんど生物学的偽陽性 ②まれに梅毒感染初期
＋	＋	①梅毒（早期～晩期） ②梅毒治療後の抗体保有者
−	＋	①古い梅毒（晩期梅毒） ②梅毒治癒後の抗体保有者

・脂質抗原（カルジオリピン）を用いる。
・感染機会後，早期に陽性となる。
・治療効果判定に有用である。
・生物学的偽陽性がある。

②梅毒定性検査（treponema pallidum hemagglutination；TPHA）
・特異的反応である。
・トレポネーマを抗原とする。
・感染機会後，陽性化まで時間がかかる
・治療しても陰転化しにくい。

検査に関する注意点

　早期梅毒患者のセックスパートナーでは，感染後間もない抗体陰性期の場合があるので，初回の検査結果が陰性でも3～4週間後に再検査をする必要があります。

　また，TPHAが（−）で，STSが（＋）の場合は以下のことが考えられます。

・妊娠による生物学的偽陽性
・血清梅毒，抗療性梅毒→治療の必要なし
・梅毒の初期（第1期＝早期梅毒）のこともあり得る。

　TPHAのほうが（＋）に出る時期が遅いこともありますが，このような症例を発見するためには妊娠後半期に再度検査が必要です。

膠原病を合併している場合

　膠原病（ことに全身性エリテマトーデス；SLE）を合併している場合は注意が必要です。

・抗リン脂質抗体検査が（＋）なら，ステロイド療法を行ないます。
・厳重な胎児管理が必要ですが，梅毒の治療は不要です。

母子感染

　梅毒の病原体であるトレポネーマが胎盤を経て胎児に移行するのは胎盤が完成された後であり，妊娠初期に梅毒を確認しても治療すれば先天梅毒

は予防できます。しかし妊娠中期の母体の感染では母子感染する可能性が高くなります。例外はありますが，妊娠後期の感染ではトレポネーマが全身に拡散する前に出産した場合は，胎児感染はまず起こりません。胎盤完成後も無治療の場合は，胎児は70～100％の確率で感染し，1/3は死産となります。

妊婦梅毒の治療

一般的には，バイシリン120万単位/日（分3～4）の内服，またはサワシリン（250 mg）6錠（分3），ビクシリン2.0 g/日（分4）などを投与します。28日間（4週間）で1クール（妊娠12週までに1クール実施），それ以後は妊娠36週で1クールを追加します。晩期の場合は半年から1年休薬後に追加治療を行ないます。

B群溶血性連鎖球菌（GBS）

GBS検出率

検出率は5～30％で，GBSキャリアの母親から出生した新生児の50～70％は分娩時に菌のcolonization（集落）が認められます。実際に敗血症や髄膜炎を発症する児は1～2％で，キャリア妊婦からの垂直感染に基づくGBS発生児は100人に1人です。

外来でGBS（＋）と診断されたら

外来でGBSの存在が診断されている場合や，既往歴（前回妊娠時）にGBS感染があった妊婦では，分娩時に経産道的に胎児感染が生じる危険があり，入院した時点から児娩出まで抗菌薬（ビクシリン）の母体投与が必要になります。妊婦本人にそのことを明確に伝えておきましょう。

ビクシリン投与のプロトコールを把握しておくことが必要です。

　　入院時2 g点滴静注，その後分娩まで4時間ごとに1 g点滴静注

ビクシリン投与時期と新生児保菌者の割合は以下の通りです。

　　投与せず　　47％
　　分娩前1時間以内　46％
　　分娩前1～2時間　29％
　　分娩前2～4時間　2.9％
　　分娩前4時間以上　1.2％

垂直感染予防のためには分娩2時間前までにビクシリンの投与を行なっておくことが必要であることがわかると思います。

ヒトパルボウイルス（伝染性紅斑）

伝染性紅斑はヒトパルボウイルスB 19の初感染により発症します。感染経路は経気道的な飛沫感染です。ウイルスが排泄されるのは発疹出現よ

り1週間も前なので，患者を隔離しても周囲の人への感染を予防することはできません。潜伏期は5〜6日です。

病原

ヒトパルボウイルスB 19（HpV 19）

症状

発熱，倦怠感，かぜ症状で発症し，成人では腫脹を伴う多発性関節炎が好発します。

胎児への影響

胎児水腫，流産，先天奇形などが生じます。

単純ヘルペス感染症（外陰ヘルペス）

単純ヘルペスウイルス（herpes simplex virus；HSV）によるもので，1型と2型がありますが，最近では1型が性器ヘルペスの40〜45%を占めるまでに増加しています。

1型：口唇ヘルペス（上半身）　初感染
2型：性器ヘルペス（下半身）　潜伏感染

HSVのタイプ

HSVには急性型，再発型，誘発型があります。血清抗体の測定により臨床型が決定します。以下にその特徴を挙げます。

①急性型
・初感染
・性行為後2〜7日で発症します。
・多発性の浅い潰瘍を形成しますが，潰瘍は左右対称（kissing ulcer）で，片側性のこともあります。
・激痛を伴い，発熱・倦怠感（全身症状）が出現します。
・鼠径リンパ節腫脹・圧痛があります。
・髄膜刺激症状（頭痛，項部硬直，羞明感）があります。
・尿閉・便秘（末梢神経麻痺）を起こします＝Elsberg（エルスバーグ）症候群。

②再発型
・再活性化ですが症状は軽く，1週間程度で治癒します。
・小さい潰瘍，集簇性小水疱を形成します。

③誘発型
・初めて症状が出現します。
・潜伏HSVが再活性化（免疫抑制状態）します。
・症状出現時，高い抗体価を保有します。
・抗がん剤投与，妊娠などが誘因となります。

性器ヘルペス合併症妊娠の管理

分娩方法の選択基準は以下です。
①分娩時に外陰部の病変あり➡帝王切開
②分娩時に外陰部の病変なし
・初感染：発病より1か月以内➡帝王切開
　　　　　発病より1か月以上➡経腟分娩
・再感染，誘発型：発症より1週間以内➡帝王切開
　　　　　　　　　発症より1週間以上➡経腟分娩
・新生児は生後1週間以内は入院管理下に置きます。

治療

妊娠中期・末期では経口剤投与（①）が可能で，妊娠初期には軟膏やゼリーの塗布（②～④）が効果的です。
①ゾビラックス錠，アシクロビル錠（200 mg）　5錠，分5×5日間
②アラセナ-A（3％）　5 g軟膏，局所塗布
③ゾビラックス軟膏（5％）　5 g軟膏，局所塗布
④キシロカインゼリー（局所麻酔剤）　塗布

不規則抗体

不規則抗体とは，赤血球不規則抗体です（抗A，抗Bの正常規則抗体以外のすべての抗体）。
・自然抗体：明らかな同種抗原免疫を経験していない人に保有される抗体（IgMクラスの抗体）。
・免疫抗体：輸血，妊娠，移植などにより産生されるため，経産婦に多い。

測定の意義

不規則抗体（＋）時の測定意義は，新生児溶血性疾患の予防（黄疸，貧血）と，分娩時大量出血のときに緊急輸血をした際に，溶血性輸血副作用の出現を予防することです（**図24**）。胎児の血液型抗原に対して母体が抗体を持つと，胎児に有害な作用として黄疸と貧血が発症します。不規則抗体（＋）の妊婦に抗原陽性血を輸血すると，抗原抗体反応が出現して溶血が生じます。

妊婦の不規則抗体陽性率は約1.3％です。抗Rh抗体（抗D抗体，抗E抗体など）は約42％，Lewis式の抗Le^a，抗Le^{b}抗体は約46％に認められます。不規則抗体と新生児溶血性疾患の関係を**表5**に示します。

図24 不規則抗体測定の意義

■新生児溶血性疾患の予防（黄疸，貧血）

■分娩時大量出血時の対応
　→緊急輸血
　→溶血性輸血副作用の予防

不規則抗体（＋）& 抗原陽性血液を輸血
　　　↓
抗原抗体反応
　　　↓
溶血（副作用）

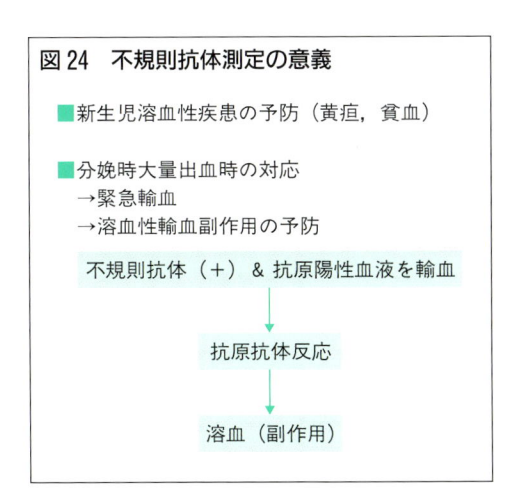

表5 ABO式，Rh式以外の主な血液型抗体と新生児溶血性疾患

血液型	抗体	溶血性疾患
Lewis	Le^a, Le^b, Le^a+Le^b	新生児溶血性疾患とならず
Kell	K, k	軽症
Duffy	Fy^a, Fy^b	a は軽～重症，b は新生児溶血性疾患にならず
Kidd	JK^a, Jk^b	軽症～重症
MNSs	M, N, S, s	M は軽～重症，N は新生児溶血性疾患の原因になることはまれ，S, s は軽～重症
Luthoran	Lu^a, Lu^b	軽症のみ
Diego	Di^a, Di^b	a は軽～重症，b は軽症のみ
Xg	Xg^a	軽症のみ

妊娠初期子宮頸がん細胞診

　妊婦の高齢化のため，妊婦の子宮頸がん検診の必要性が高まっています。子宮頸がんはヒトパピローマウイルス（human papillomavirus；HPV）の中でも発がん性のある 16 型，18 型などのハイリスク HPV の持続感染が起因です。

　一般に妊娠初期にルチーンに検査を行ないます。結果は class Ⅰ，Ⅱ，Ⅲa，Ⅲb，Ⅳ，Ⅴ に分類されますが，class Ⅲa 以上はさらなる精密検査が必要で，CIS（上皮内がん）はただちに専門医に紹介します。

子宮頸部細胞診結果が異常の際の取り扱い

　妊娠初期における細胞診検査の結果が異形成（前がん病変），または上皮内がんであれば以下の方針とします。
①細胞診が class Ⅲ 以上の場合はコルポスコピーと組織診を行ないます。
②組織診が上皮内がんまでで，細胞診が class Ⅴ でない場合は，円錐切除

表6 子宮頸部細胞診報告様式医会分類（ベセスダシステム）

結果（略語）	推定される病理診断	従来のクラス分類	運用
陰性（NILM）	非腫瘍性所見，炎症	Ⅰ，Ⅱ	異常なし：定期検査
意義不明な異型扁平上皮細胞（ASC-US）	軽度扁平上皮内病変疑い	Ⅱ，Ⅲa	要精密検査： ①HPV検査による判定が望ましい 　陰性：1年後に細胞診，HPV検査併用 　陽性：コルポスコピー，生検 ②HPV検査非施行 　6か月以内に細胞診検査
HSILを除外できない異型扁平上皮細胞（ASC-H）	高度扁平上皮内病変疑い	Ⅲa，Ⅲb	要精密検査：コルポスコピー，生検
軽度扁平上皮内病変（LSIL）	HPV感染 軽度異型成	Ⅲa	
高度扁平上皮内病変（HSIL）	中等度異型成 高度異型成 上皮内がん	Ⅲa Ⅲb Ⅳ	
扁平上皮がん（SCC）	扁平上皮がん	Ⅴ	

　はせずに経過観察できます。
③以下の場合は円錐切除術を施行します。
・組織診が微小浸潤がんの場合
・組織診は上皮内がんまでであるが，細胞診が class Ⅴ（cervical intraepithelial neoplasia 2；CIN 2）の場合
・組織診が上皮内がん（adenocarcinioma in situ）の場合
④円錐切除標本がⅠa1期までで，脈管侵襲が陰性であれば経過観察できます。上皮内がんの場合もこれに準じます。
⑤妊娠を継続した場合は定期的に細胞診を施行します。
⑥妊娠継続の条件を満たす妊婦は経腟分娩が可能です。
⑦分娩4～8週後に再び細胞診，コルポスコピー，組織診を施行します。

細胞診の判定結果の表現

　これまでわが国では1978年に日本母性保護産婦人科医会によって作成された日母分類が判定に使われていました。しかし国際的にベセスダシステム2001が用いられ，わが国でも2008年からこのシステムに準拠した日本産婦人科医会の分類が新たに作られたため[3]，漸次このシステムに移行しています（表6）。

4 助産外来で必要な超音波検査

　本来の助産とは，妊産婦のボディーランゲージを注意深く観察し，正しいフィジカルアセスメントを行なう中で自然で生理的なお産へと導くものでした。しかし，医療機器が発達してリアルタイムで胎児の状況を観察・把握することが可能になり，現代助産学も新しい時代へと向かいつつあります。

　助産師は超音波検査による診断はできないものの，確認はできます。最近では，妊娠中期以降は助産師が超音波検査で胎児の状態を確認し，疑わしい症例は産科医が再度診察のうえ診断するという方向に変わってきました。

　ここでは，妊婦健診に必要な超音波検査について観察のポイントを説明します。

経腟超音波検査と経腹超音波検査

　超音波検査には，長い柄のついたプローブを腟内に挿入して行なう経腟式超音波と，母体腹壁にプローブを当てて経腹式に行なう経腹式超音波があります（図25）。経腟式は妊娠初期（妊娠16週以前）に行なうことが多く，経腹式は妊娠中期以降に行ないます。

　しかし低置胎盤や辺縁前置胎盤，部分前置胎盤の診断などでは妊娠20週以降でも経腟式超音波検査を選択します。また，切迫早産の際に行なう子宮頸部の診察，特に子宮頸管の開大や短縮を診断するには，経腟式超音

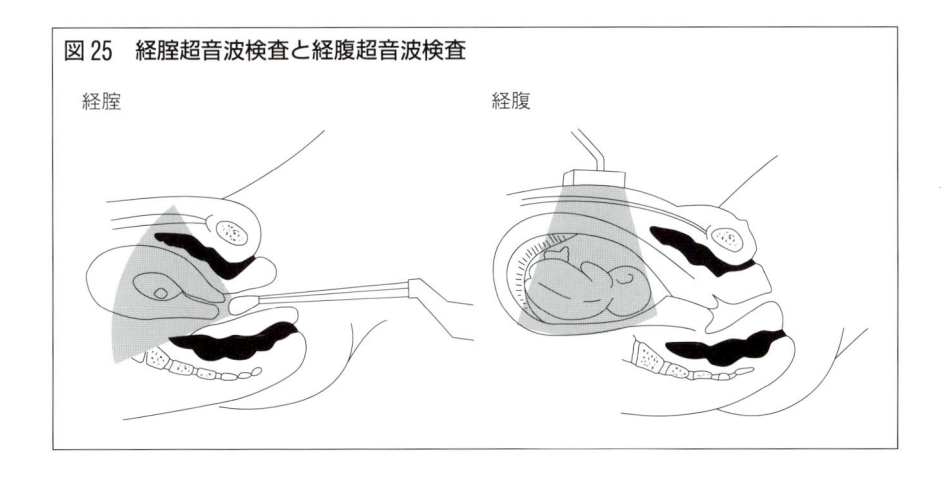

図25　経腟超音波検査と経腹超音波検査

経腟　　　　　　　　　　　　　経腹

波が威力を発揮します。妊娠時期と病態の種類により使い分けてください。

超音波検査の項目

妊娠初期

　妊娠初期の超音波検査は，ほとんどが経腟式超音波検査です。

　助産外来で助産師主導の妊婦健診が開始されるのはおよそ妊娠16週以降であり，この時期以前の超音波検査は産科医に委ねられるので，助産師が行なうことはめったにないでしょう。

　妊娠初期に必要な観察項目は以下のようなものです。

- 卵胞，多嚢胞性卵巣（卵巣過剰刺激症候群）
- 胎囊（gestational sac；GS），white ring，decidual cyst
- 胎児発育検査：胎児頭殿長（crown-rump length；CRL）検査（妊娠12週まで），児頭大横径（biparietal diameter；BPD）検査（妊娠12週以降）
- 枯死卵，胎内死亡，large yolk sac
- 黄体囊胞，卵巣腫瘍，子宮筋腫の診断
- 子宮外妊娠，頸管妊娠，胞状奇胎，絨毛膜下血腫
- 多胎妊娠
- その他

　妊娠初期の超音波スクリーニングの流れを図26に示します（詳細は次頁で述べます）。また，white ringとGSの超音波断層像を図27に示します。

妊娠中期以降

　この時期には助産外来が始まり，異常所見の把握のために超音波検査を用いることも必要になってきます。この時期の超音波検査項目としては，

- 子宮頸部の変化
- 胎児の向き（児頭回旋，骨盤位など）
- 臍帯下垂・臍帯脱出
- 胎児推定体重
- 羊水量の測定
- 胎盤の位置の確認（前壁，後壁，子宮底付着，前置胎盤，低置胎盤など）
- 常位胎盤早期剥離の有無
- 子宮筋腫，卵巣腫瘍の有無
- 臍帯の超音波検査（臍帯巻絡など）

などがあります。胎児奇形の検査は産科医に任せるべきで，助産師は行な

図26 妊娠初期の超音波スクリーニング

1)妊娠週数・分娩予定日の診断
2)子宮および付属器の異常の診断
3)異常妊娠の診断

胎嚢の証明（妊娠5週）
卵黄嚢と胎芽心拍（妊娠6週）
胎児頭殿長（妊娠8〜12週）
児頭大横径（妊娠12週以降）など

妊娠週数の修正（妊娠12〜16週）
多胎妊娠

枯死卵
初期流産
胞状奇胎
子宮外妊娠
頸管妊娠

子宮筋腫
卵巣腫瘍
黄体嚢胞

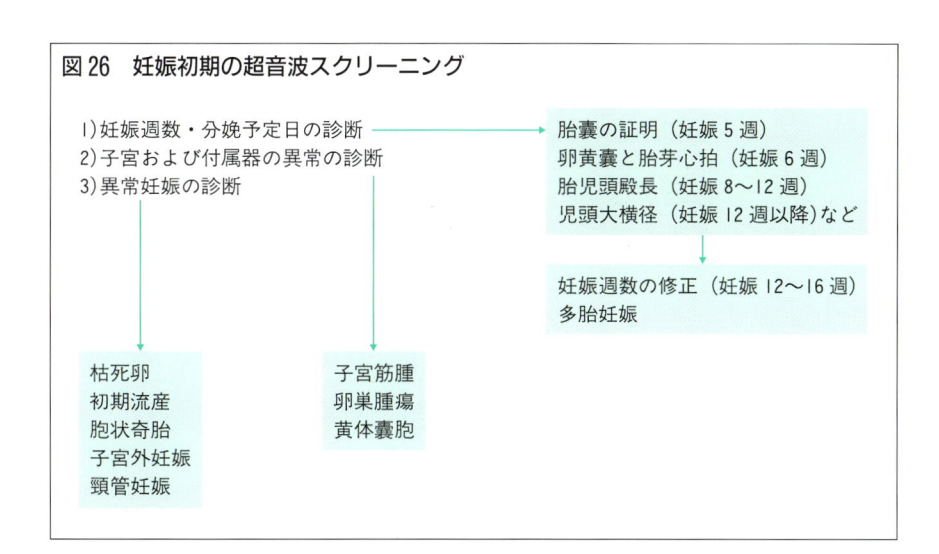

図27 white ringと胎嚢（GS）

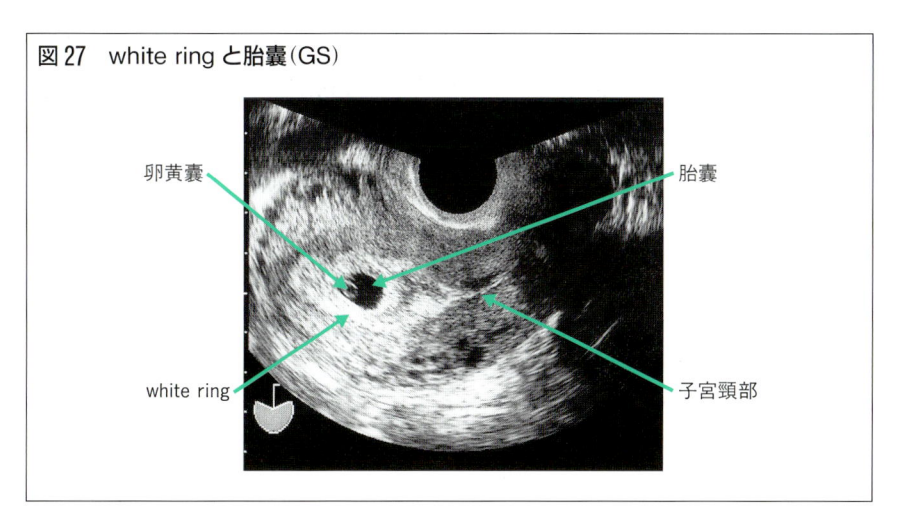

卵黄嚢
胎嚢
white ring
子宮頸部

いません。また，何か大きな異常を見つけた際には産科医に診断してもらいましょう。

妊娠初期の超音波スクリーニングと助産外来

　前述のように妊娠初期に助産師が経腟式超音波検査を実施する機会は少ないと思いますが，一番大切なことは子宮内に胎児が存在していることの確認です。通常は妊娠すると初診はクリニックや病院で受け，正常妊娠であることを産科医が診断することが基本ですから，はじめから助産院や助産外来を受診する妊婦はほとんどいないはずです。そのため，助産外来での診察が開始される前に枯死卵，初期流産，胞状奇胎，子宮外妊娠，頸管妊娠などは除外診断ができています。また，子宮筋腫，卵巣腫瘍，黄体嚢胞なども，存在すれば確認されて説明を受けているはずです。

　胎児心拍は妊娠6週には容易に確認できますし，CRLも妊娠8〜12週

図28 妊娠10週3日の胎児頭殿長（CRL）

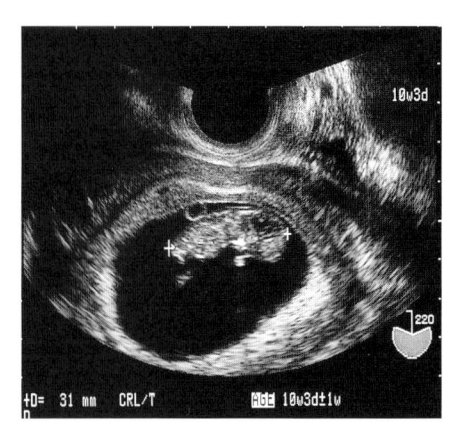

CRL＝31 mm

に描出され，正常の発育であるかどうか診断されています。

BPDは妊娠12週以降に測定されます。通常妊娠週数の修正は妊娠12～16週で行なうため，助産外来を受診した時期には正確な妊娠週数と予定日が確認されているはずです。

ここでは妊娠初期に確認した妊娠10週3日のCRLの超音波画像を示すにとどめます（図28）。

超音波検査による胎児体重の推定

子宮底長の計測によりある程度の胎児体重の推定は可能ですが，より正確に胎児体重を推測したい場合には超音波検査を行なわなければなりません。特にリスク因子がない場合でも妊娠30週頃までの超音波検査によるIUGRスクリーニング検査が推奨されています。助産外来でもぜひ胎児推定体重の測定を試みてください。

胎児推定体重の算出に用いられる各計測部位[4]

胎児の体重を推定するには以下の部位を計測し算出します。

・BPD
・大腿骨長（femur length；FL）
・躯幹断面積（fetal trunk crossection area；FTA）または躯幹前後径（anterior-posterior transverse diameter；APTD）×躯幹横径（transverse trunk diameter；TTD）

を基本的な計測部位とします。

その他の個別な計測部位としては，児頭前後径，胸部周囲長，躯幹周囲長，脊椎長なども利用されることがあります。

図29 児頭大横径（BPD）の計測部位　　図30 大腿骨長（FL）の計測部位

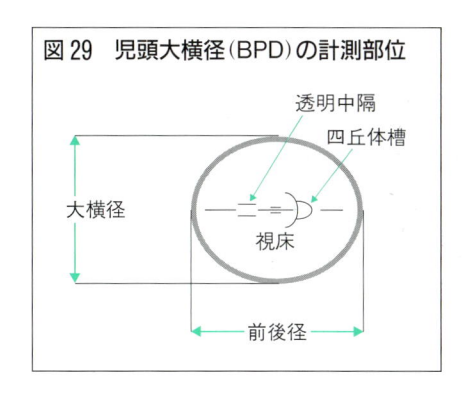

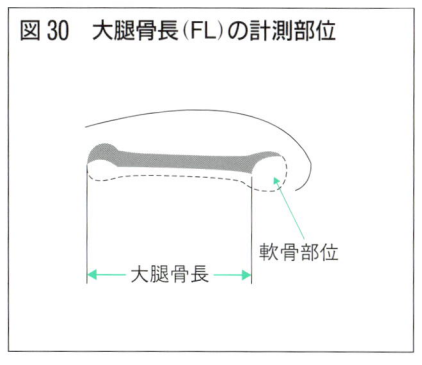

児頭大横径（BPD）の計測法

　児頭があると思われる部位の腹壁上にプローブを当て，児頭のmidline echo（正中線エコー）を捜します。一番正しい断面は児頭前方に2本の平行線の透明中隔が，後方には小さな半楕円形の形をした四丘体槽が描出される断面です。このときのmidline echoは第3脳室で，その両側で中央に位置する低エコー領域は視床です。この断面でmidline echoに垂直に片側の頭蓋骨の外側から反対側の骨の内側までの最大距離を計測します（図29）。

大腿骨長（FL）の計測法

　胎児の長軸に直行する位置にプローブを置き，膀胱から殿部へとずらすと，大腿骨が容易に描出できます。大腿骨の化骨した像（太いエコー像）の中央から中央までの直線距離を計測します（図30）。矢印で示した軟骨部位である線状エコーの部位は計測しません。もし計測に入れてしまうと約3週間の妊娠週数のズレが生じてしまいます。

躯幹計測〔躯幹前後径×横径（APTD×TTD），腹部周囲長，躯幹断面積〕

　胎児長軸に沿った脊柱像を描出し，それに直角にプローブを移動させて動かしていくうちに臍帯静脈が描出されます。さらにプローブを上下に移動させると胃泡が描出されます。それとともに脊椎，腹部大動脈の断面が出現した面を計測部位とします（図31）。

推定体重

　現在では篠塚の胎児体重推定式が用いられています（表7）[5]。また，超音波による発育診断用チャートができているので，各計測値をこれにプロットすると週数ごとの胎児体重の変化を容易に読み取ることができます（図32, 33）。ただし超音波計測による胎児推定体重は15〜18％の誤差があることを理解しておかなければなりません。

〈胎児体重推定に際してのポイント〉

・日本人の胎児では篠塚の胎児体重推定式が最も誤差が少なくなります。
・胎児推定体重は，体重，週数や胎児のプロポーションなどに関係なく偏

図31 躯幹前後径(APTD)と横径(TTD)の測定法

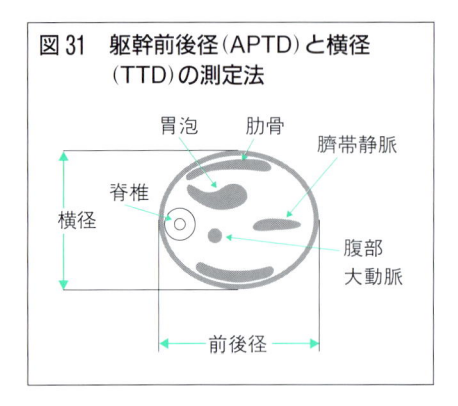

表7　胎児体重推定式

$1.07 \times BPD^3 + 3.42 \times APTD \times TTD \times FL$
$1.07 \times BPD^3 + 0.30 \times AC^2 \times FL$

BPD：児頭大横径，APTD：躯幹前後径，
TTD：横径，FL：大腿骨長，AC：腹囲
篠塚憲男：周産期医学，33：745-750, 2003 より

図32　超音波による発育診断用チャート

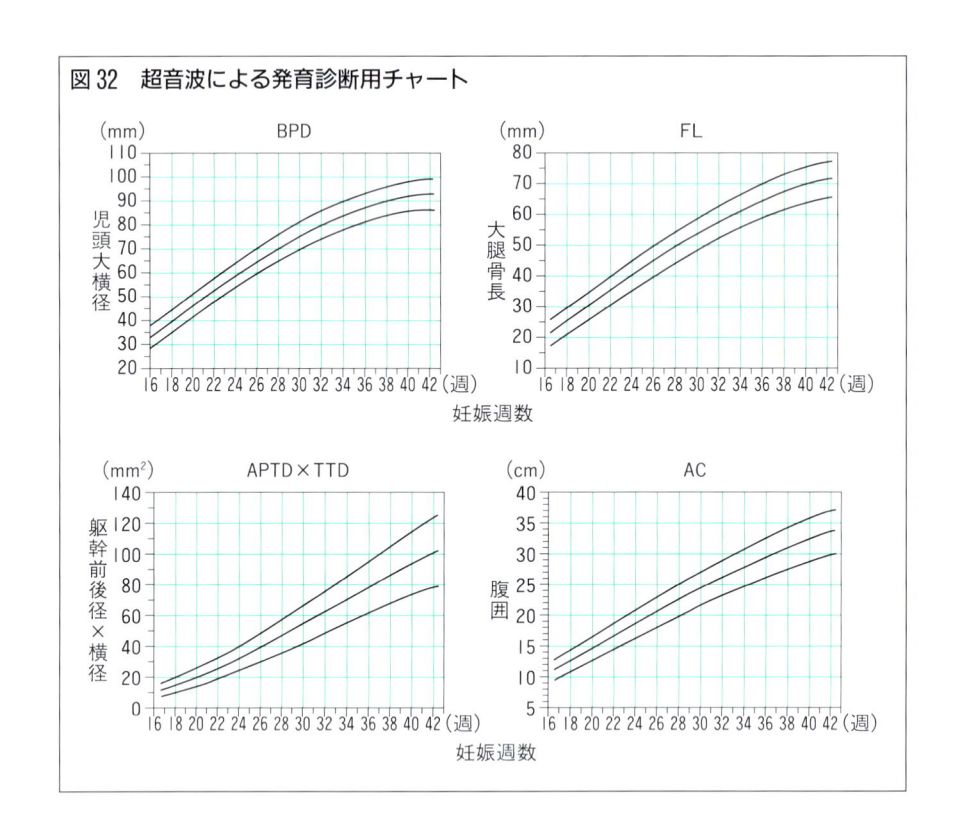

差10％で推定できます。

・体重1000gであれば標準偏差は±100g, 3000gであれば±300gです。
・腹囲が小さいとハイポキシアや酸血症の頻度が高くなります。もし，腹囲が小さいと思われたら医師外来に紹介しましょう[6]。
・頭囲が頭囲発育曲線の10パーセンタイル以下の場合は神経学的後遺症や死亡例が認められているので，もし頭囲が小さいことが疑われたら医師外来に紹介しましょう。
・巨大児では超音波計測による推定体重では誤差が大きいので，巨大児が疑われたら医師の精査を受けるよう説明しましょう。

図33 推定体重と羊水指数の妊娠週数による変化

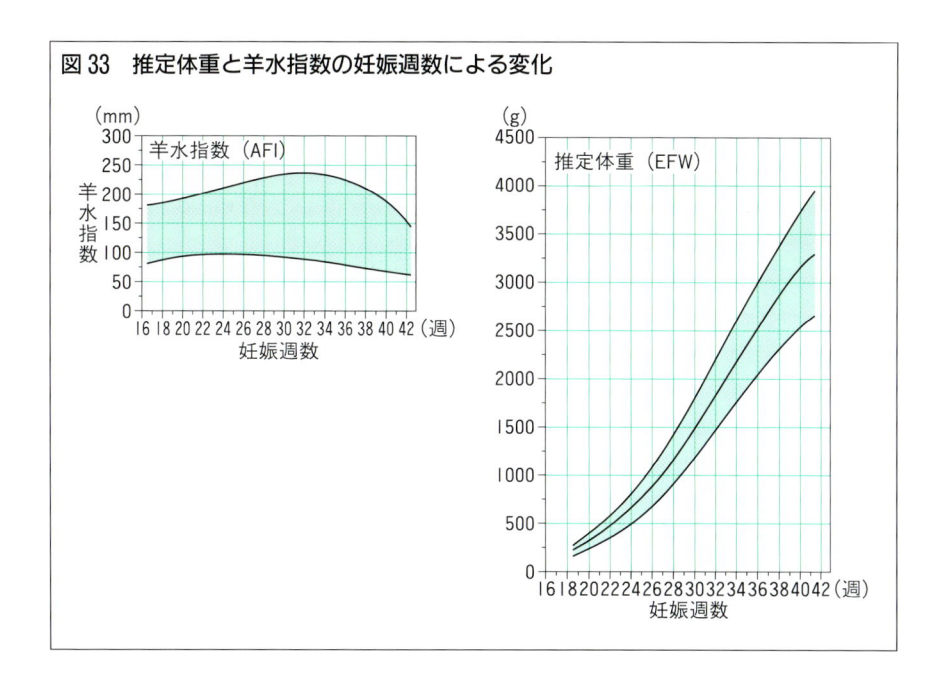

図34 妊娠週数による羊水量の変化

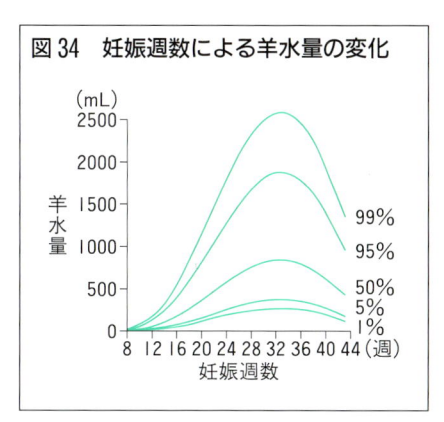

羊水量の測定

　羊水量は胎児 well-being を診断する biophysical profile score（BPS）の1項目に入っているように，非常に重要な項目です．妊娠に伴う羊水量の変化は**図34**に示した通りで，妊娠32週頃に最高値を示し，以後徐々に減少していきます[7]．

　羊水量の変化には羊水過少と羊水過多があり，羊水量の評価の重要性は，以下の診断や予測ができることです．
・胎児奇形の診断
・胎児胎盤機能不全の診断
・臍帯圧迫や胎児機能不全の予測

図35 羊水ポケットの測定（経腹超音波検査）

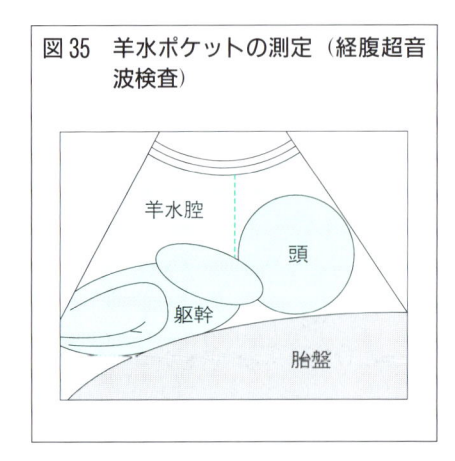

図36 AFIの測定部位

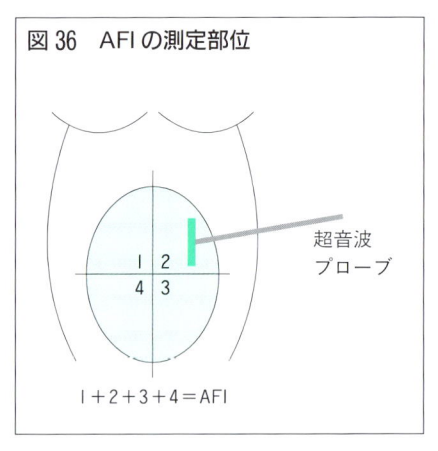

図37 羊水指数（AFI）

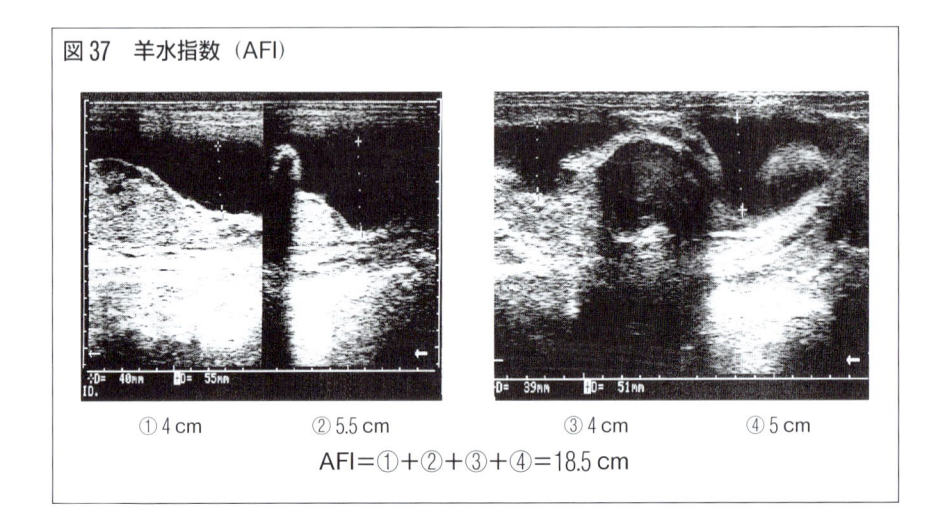

①4 cm　②5.5 cm　③4 cm　④5 cm
AFI＝①＋②＋③＋④＝18.5 cm

　羊水量の測定方法としては，羊水ポケット，羊水指数（amniotic fluid index；AFI）が挙げられます。

羊水ポケットの測定

　子宮内壁から胎児部分までの一番深い部分を測定するもので，maximum vertical pocket（MVP）ともいいます（図35）[8]。

- 1 cm 未満：羊水過少
- 1～2 cm：羊水減少
- 2.1～8 cm：正常
- 8 cm 以上：羊水過多

と決められています。しかし羊水過少を1 cmとすると偽陽性が増加するので，通常は2 cm以下を羊水過少と定義しています。

AFIの測定[9]

図36のように妊娠子宮を腹壁体表面でおよそ4分割し,超音波プローブを妊婦の長軸に沿って垂直に立て,それぞれの羊水腔の最大深度(羊水ポケット)を求めて,その総和をAFIとしてcmで示したものです。

- 5 cm 以下:羊水過少
- 5～24 cm:正常
- 24 cm 以上:羊水過多

図37が実際に4区画で羊水ポケットを求めてAFIを算出したものです。特にIUGRでは羊水過少は予後不良と新生児死亡との予知に関係が深いといわれています[10]。羊水量の異常が疑われたら医師外来に紹介し,何らかの対処をしてもらう必要があります。

ただし,超音波検査で求めた羊水量は,MVPで求めてもAFIで求めても真の羊水量とは25%程度の誤差があることを認識しておく必要があります。

頸管因子による切迫早産の診断

助産外来においても,切迫早産の妊婦は多く出現する可能性があります。その際にはどのようにして早産の危険を察知したらよいでしょう。やはり頸管所見の確認が一番ではないでしょうか。そのためには経腟超音波検査の技も磨いておかなければなりません。もちろん助産師には経腟超音波で診断をすることはできませんが,確認のうえ疑わしきは即座に医師外来に紹介することが求められます。

切迫早産の確認のための頸管因子

切迫早産の危険を察知するポイントとしては,以下の項目が挙げられます。

- 内子宮口の開大(funneling)
- 胎胞の腟内突出(頸管無力症)
- 頸管の短縮
- 内子宮口の動的変化を観察

頸管をシェーマで示すと図38のようになっています。内子宮口の開大はT→Y→V→U型の順に進んでいきます(16頁)。

さまざまな頸管の変化

さまざまな頸管の変化を超音波画像で示します(図39～43)。

図38　子宮頸管の形態

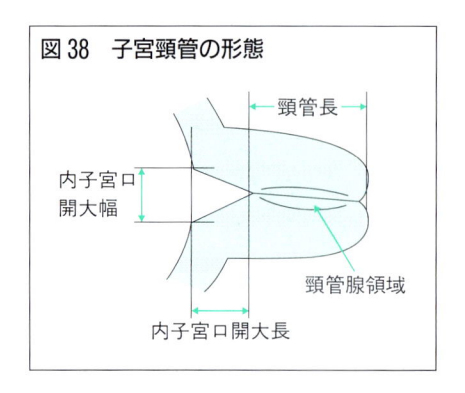

胎児の向きの診断

　レオポルド触診法で胎児の向きが判然としない場合は，あいまいなままで終わらせることなく超音波で確認しておくことが大切です。
・骨盤位を正しく確認しておきましょう。
・後方後頭位の場合に，内診で正しく確認できないときは，ためらわずに超音波で確認しましょう。経腹式超音波では胎児の手足側が母体腹壁側に，背中が後方に描出されます。両側の眼窩が前方に位置して見えれば確定診断が可能です。

胎盤の位置の確認

　胎盤の付着部位が子宮底か側壁か，後壁か前壁かの確認はとても有用です。常位胎盤早期剝離では子宮底付着か側壁付着かで対応の仕方にバリエーションが生まれ，外出血型か胎盤後血腫形成型か，DICの危険が多いタイプはどうかなど予想が立てられます。また，後壁付着では分娩時仰臥位置をとると胎盤圧迫に伴う胎児アスフィキシアの頻度が高まるので，仰臥位で徐脈が出現したら左側臥位をとってみましょう。
　前置胎盤の確認は大変重要ですが，妊娠20週を過ぎて子宮峡部が消失するまでは診断できません。通常は妊娠24週頃に正しく診断できるので，それまでに前置胎盤が疑われたら医師外来に紹介することが必要です。

臍帯の超音波検査

　助産外来を受診する妊婦はいずれも異常のない方々ですが，臍帯の異常を除外診断されている妊婦はいません。そのため正期産正常分娩であっても，臍帯因子による分娩異常の出現は避けることができません。可能であ

図39　正常像：子宮峡部の存在（妊娠18週）

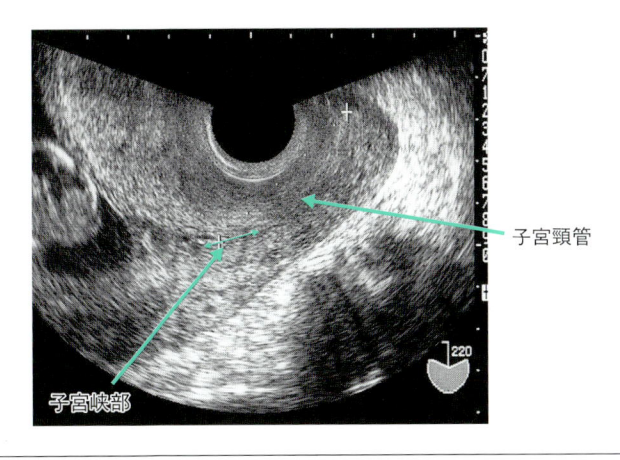

子宮頸管

子宮峡部

図40　正常像：子宮峡部はほぼ消失（妊娠21週）

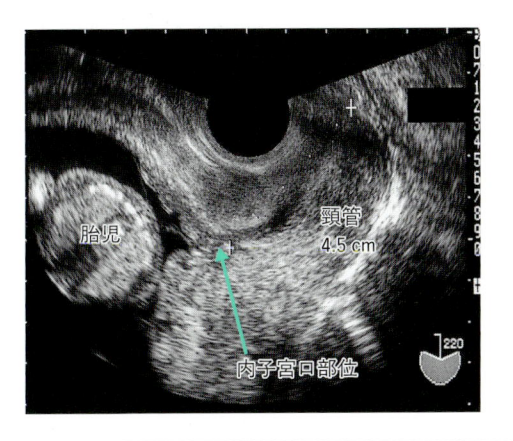

胎児

頸管
4.5 cm

内子宮口部位

図41　内子宮口の funneling と頸管の短縮（妊娠26週）

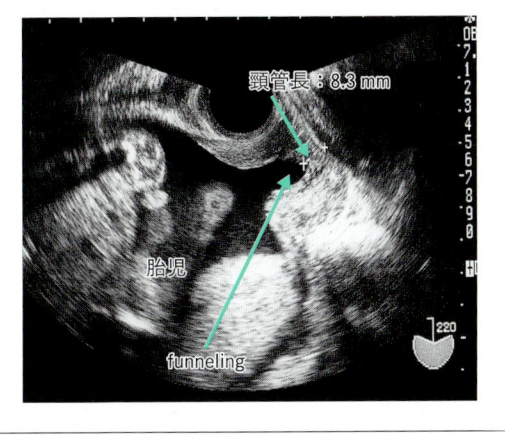

頸管長：8.3 mm

胎児

funneling

4．助産外来で必要な超音波検査

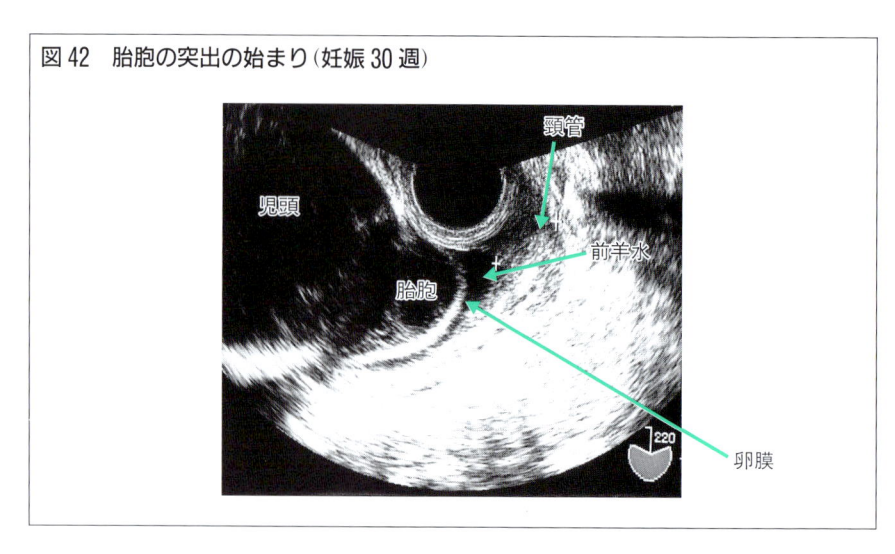

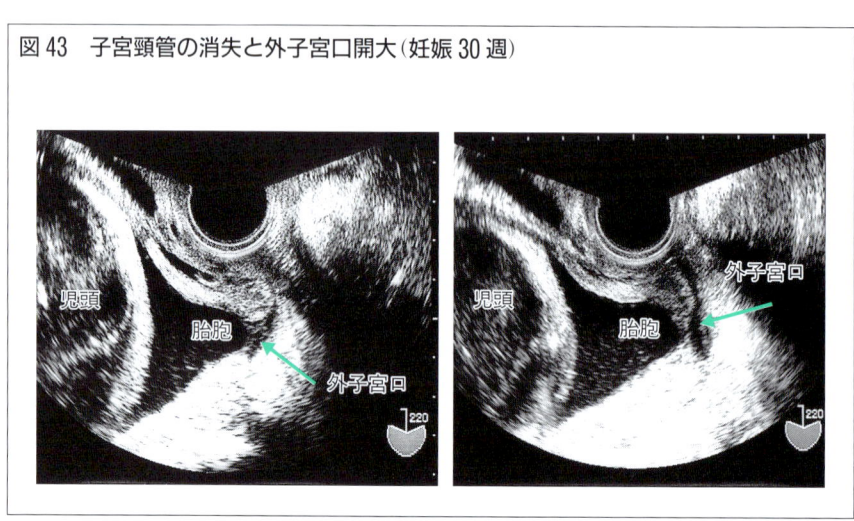

図42 胎胞の突出の始まり（妊娠30週）

図43 子宮頸管の消失と外子宮口開大（妊娠30週）

れば臍帯巻絡や臍帯の卵膜付着などを確認できれば，分娩経過の観察に非常に有効な情報を提供できることになります。もしも，臍帯異常が確認されたらカルテに記載しておきましょう。しかし臍帯巻絡自体の正診率は70％程度であることを知っておかなければなりません。

胎児奇形の超音波検査

　胎児奇形には多彩な種類が挙げられます（図44）。しかし妊娠中に胎児奇形を見つけ出すことはそれほど重要なことではありません。ほとんどの異常は胎内で治療をするわけにいかず，また出生後生命予後がきわめて不良な奇形であっても妊娠中絶をすることは倫理的に大きな問題があります。命に関わる仕事をする医療従事者はしっかりとした「死生観」を持っていることが大切です。

図44 胎児奇形の種類

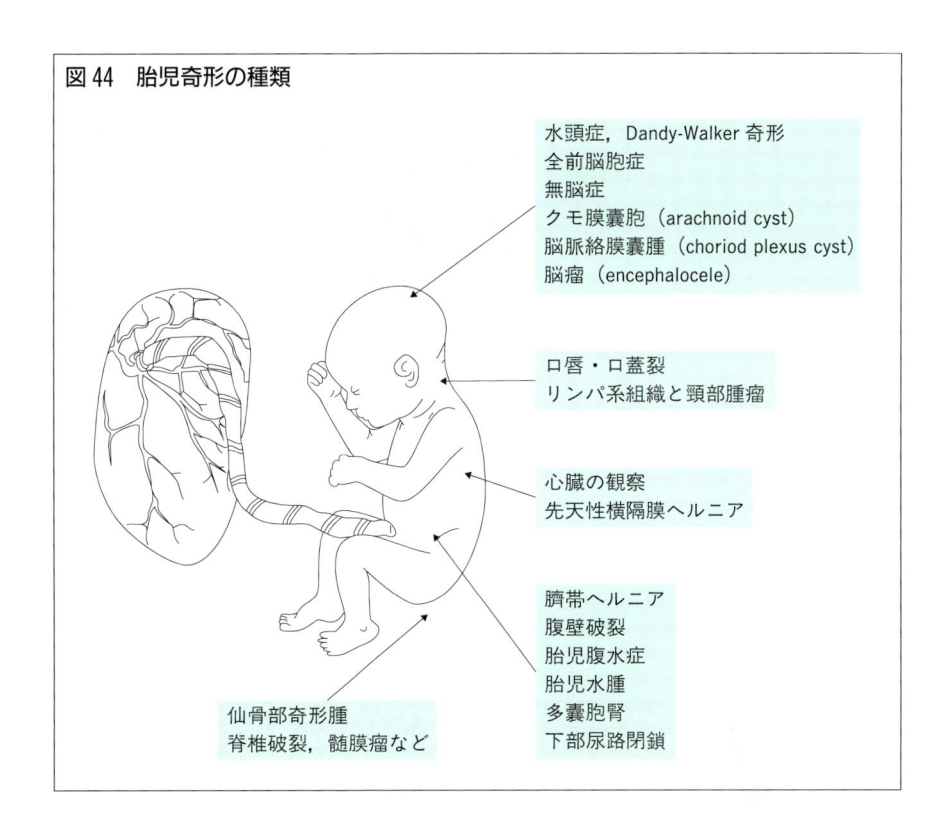

水頭症，Dandy-Walker 奇形
全前脳胞症
無脳症
クモ膜嚢胞（arachnoid cyst）
脳脈絡膜嚢腫（choriod plexus cyst）
脳瘤（encephalocele）

口唇・口蓋裂
リンパ系組織と頸部腫瘤

心臓の観察
先天性横隔膜ヘルニア

臍帯ヘルニア
腹壁破裂
胎児腹水症
胎児水腫
多囊胞腎
下部尿路閉鎖

仙骨部奇形腫
脊椎破裂，髄膜瘤など

　もし出生直後の対応が予後を左右する胎児奇形があるとすれば，先天性横隔膜ヘルニアと臍帯ヘルニアです．先天性横隔膜ヘルニアが胎内診断されていれば，出生直後の蘇生の仕方と小児外科専門医の立ち会いにより予後が著しく変わります．臍帯ヘルニアは，大きいヘルニアの場合には肝臓がヘルニア囊内に入っていることがあります．この場合に経腟分娩をすると肝臓破裂を起こす危険が著しく高く予後不良です．胎内診断ができていれば帝王切開を考慮するべきでしょう．ただし臍帯ヘルニアには13トリソミー，18トリソミーなどが合併していることが多々あります．

■参考文献
1) Gribble RK, Meier PR, Berg RL: The value of urine screening for glucose at each prenatal visit. Obstet Gynecol, 86: 405, 1995.
2) 日下秀人，杉山隆，佐川典正：妊娠糖尿病のスクリーニングに関する多施設共同研究．糖尿病と妊娠，5(1)：74-78，2005．
3) 日本産婦人科医会編：ベセスダシステム 2001 準拠子宮頸部細胞診報告様式の実際．ベセスダシステム 2001 準拠子宮頸部細胞診報告様式の理解のために．日本産婦人科医会，pp.4-5，2008．
4) 石原楷輔：超音波断層法による胎児の体重推定．周産期医学，25 増刊号：149-154，1995．
5) 篠塚憲男：エコーによる体重予測．周産期医学，33：745-750，2003．
6) Hecker K, Snijders R, Campbell S, et al: Fetal venous, intracardiac, and arterial blood flow measurements in intrauterine growth retardation: relationship with fetal blood gasses. Am J Obstet Gynecol, 173: 10-15, 1995.
7) Brace RA, Wolf EJ: Normal amniotic fluid volume changes throughout pregnancy. Am J Obstet Gynecol, 161: 382-388: 1989.
8) Manning FA, Hill LM, Platt LD: Qualitative amniotic fluid volume determination by Ultrasound:Antepartum detection of intrauterine growth retardation. Am J Obstet Gynecol, 139: 254-258, 1981.
9) Phelan JP, Smith CV, Broussard P, et al: Amniotic fluid volume assessment with the four-quadrant

technique at 36-42 week's gestation. J Reprod Med, 32: 540-542, 1987.
10) Craigo SD, Beach ML, Harvey-Wilkes KB, et al: Ultrasound predictors of neonatal outcome in intrauterine growth Rrstriction. Am J Perinatol, 13: 465, 1996.

COLUMN

下肢の「むくみ」が左足に出やすいのはなぜか

　下肢のむくみが左足に出やすいのは，腹部大静脈と大動脈が第5腰椎の部位で騎乗しているためです。静脈は脊椎の右側を走り，第5腰椎で腰椎を乗り越えて左側に移行します。そのため左下肢の静脈が大きくなった子宮に圧迫されて流れが悪くなり，むくみとなるのです（図1）。腹壁がしっかりとした初産婦では子宮を後方に圧迫する作用が強くなるので，下肢のむくみは経産婦より初産婦に多く出現します。

　むくみの診断は一般的にくるぶしより10 cm上方の脛骨前面を圧迫して診断します。顕性のむくみは圧迫した痕が元に戻らずへこみっぱなしになるpitting edema*1 と呼ばれるものです。下肢のむくみを測定するときには，必

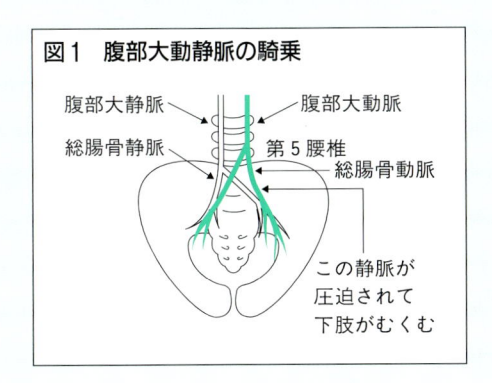

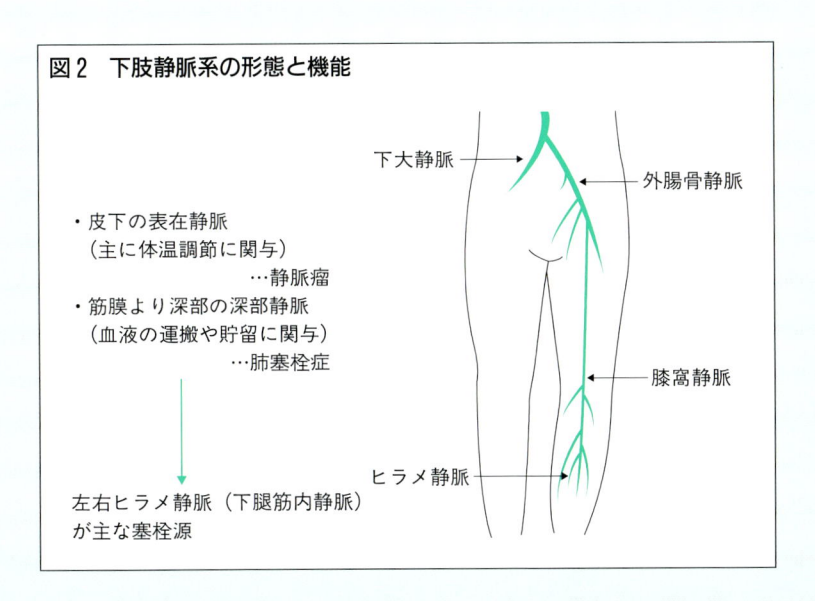

図1　腹部大動静脈の騎乗

- 腹部大静脈
- 総腸骨静脈
- 腹部大動脈
- 第5腰椎
- 総腸骨動脈
- この静脈が圧迫されて下肢がむくむ

図2　下肢静脈系の形態と機能

- 皮下の表在静脈
  （主に体温調節に関与）
  …静脈瘤
- 筋膜より深部の深部静脈
  （血液の運搬や貯留に関与）
  …肺塞栓症

左右ヒラメ静脈（下腿筋内静脈）が主な塞栓源

- 下大静脈
- 外腸骨静脈
- 膝窩静脈
- ヒラメ静脈

ず左右両下肢で確認しましょう．

　以上のような理由から下肢静脈瘤も左足に出現しやすく，肺塞栓症のときの塞栓のもとになる凝血は左足のヒラメ筋の内部にできやすいので，左足のホーマン徴候（Homan sign）[*2] を確認しておきましょう（図2）．

　なお，むくみがひどいときは，外出時には弾性ストッキングを装着するように指導してください．

[*1]：通常の浮腫は陥凹性（pitting edema）ですが，非陥凹性（non-pitting edema）では甲状腺機能低下症（粘液水腫）かリンパ浮腫を疑います．
[*2]：患肢を伸展，足関節を強く背屈させると腓腹筋や膝窩に牽引痛を訴える場合は，ふくらはぎの中に血栓があるのでないかと疑ってください．

3章

身体づくり
— 体重・栄養・運動

1 体重

　妊娠中の自己管理の目標は，体重と血圧のコントロール，すなわち妊娠高血圧症候群（PIH）と早産にならないようにすることです。

　太っているからといって自然なお産ができないわけではありませんが，太りすぎは難産の予備軍です。できるだけ非妊娠時からみた標準体重増加の範囲内でお産に臨みたいものです。そのためには，食事管理と運動が有効です。

　また，切迫早産になってしまうと入院管理が必要ですし，場合によっては妊娠週数の早い時期に帝王切開で胎児をお腹の外に出して育てなければならなくなります。そうなるとたくさんの医療の介入が必要になりますから，できるだけ早産を回避することが大切です。

身長の妊娠・出産への影響

　身長は骨盤の大きさにかなり比例するので，身長の低い妊婦はそれだけ産みにくいといえるかもしれません。しかし身長が140 cm台でも4000 g以上の大きな児を経腟分娩する妊婦もいます。

　通常は150 cm以下の妊婦には，夫あるいはパートナーの身長を聞きます。夫あるいはパートナーの身長が20 cm以上高いとき，児は比較的大きいことが多いようです。また，夫の頭が大きいと半数の児の頭は大きいといわれています。そのため妊娠38週頃に内外診を行ない，児頭が骨盤の上でグラグラ動いているときは児頭骨盤不均衡を疑う必要があります。

　もしも児頭が全く骨盤の中に入っていないとわかったときには，骨盤と胎児を同時に撮影するX線検査をすることがあります。あるいはX線検査をしないで陣痛が発来するまで待機し，陣痛が来てから児頭が下がらないときに検査することもあります。

　通常は，陣痛が強くなってきているのに児頭が骨盤の中に下がってこないときは，内診だけで児頭骨盤不均衡と診断してもさしつかえありません。児頭骨盤不均衡とは，あくまで骨盤の広さと児頭の大きさの相対的な比較ですから，骨盤が小さくても児頭がそれ以上に小さければ，経腟分娩は可能です。だから昔はよく「小さく産んで大きく育てる」といったのです。しかし無理をして小さく産むのは百害あって一利なしです。

　身長が160 cm以上であれば骨盤は広いので，児頭骨盤不均衡になるこ

表1 肥満の判定

BMI	日本肥満学会（2000）	WHO基準
BMI<18.5	やせ	低体重
18.5≦BMI<25	正常	正常
25≦BMI<30 未満	肥満（1度）	前肥満
30≦BMI<35 未満	肥満（2度）	Ⅰ度
35≦BMI<40 未満	肥満（3度）	Ⅱ度
40≦BMI	肥満（4度）	Ⅲ度

とはまずありません。陣痛が来ても児頭が下がってこないときには，回旋の異常を考えます。ただし交通事故などで骨盤骨折を起こしたことのある妊婦は，妊娠末期にあらかじめ骨盤X線写真を撮影して，骨盤に歪みがないかどうかを確認しておくほうがよいでしょう。

やせと肥満

　以上のように身長は各人が生まれ持ったもので今さら伸ばすことはできないものですから，自己管理することはありません。胎児の大きさを見ながら，骨盤の大きさとの相対的な関係として考えればよいことです。

　しかし体重は自己管理が必要です。なぜ体重が問題になるかというと，妊娠経過に伴い体重が妊婦自身や胎児にさまざまな影響を与えるようになるからです。まず妊娠していないときの体重が「太りすぎ」「標準体重」「やせ型」のいずれに属するかを確認してみましょう。

　近年，妊娠適齢期の20代，30代の女性の体格区分が大きく変化してきています。体重の分類はBMI（Body Mass Index）で分類します。BMIは体重（kg）を身長（m)^{2}で割ったもので，日本肥満学会肥満症診断基準検討委員会（2000年）ではBMI 18.5未満を低体重（やせ），18.5以上25未満を普通体重（正常），25以上を肥満としています（表1）。

　1988年，日本産科婦人科学会栄養問題委員会では，やせはBMI 18.0未満，普通（標準）は18.0以上24.0未満，肥満を24.0以上に分類しています[1]。このような分類にした理由は，わが国では20～29歳の女性にBMI 18.5未満がきわめて多くBMI 25.0以上が少なく，日本肥満学会の基準を用いると，妊婦の臨床統計をとる際に3群に分類することに無理があると判断したためです。しかし最近の晩婚化で，遠からず妊婦の平均年齢が30歳を超えることが予想されるため，今後はできるだけ日本肥満学会の基準に統一して臨床統計をとることが望ましいとされています。

　厚生労働省の2003年度国民健康・栄養調査報告によると，やせ型の女性（BMI 18.5未満）の割合は1983年では20代で14.6％，30代で7.8％

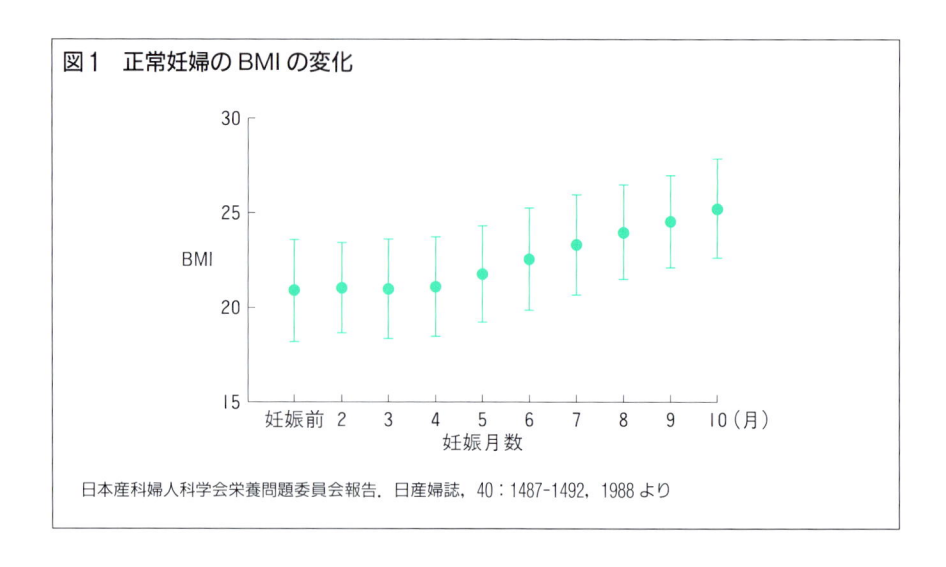

図1　正常妊婦のBMIの変化

日本産科婦人科学会栄養問題委員会報告．日産婦誌，40：1487-1492，1988より

でしたが，20年後の2003年にはそれぞれ23.4％，14.7％と大幅に増加しています．一方，肥満女性（BMI 25.0以上）は1983年では20代8.7％，30代13.5％でしたが，2003年ではそれぞれ8.1％，12.6％とほぼ横ばいが続いています．これは若い女性のやせ願望がいかに強いかを物語っています．

正常妊婦のBMIの妊娠月数に伴う変化を図1に示します[1]．妊娠・出産時に限っては，やせ型の女性より肥満女性にトラブルが多いと考えられています．それは，太った女性は妊娠中にPIH，妊娠糖尿病（GDM）などを合併する頻度が高く，お産に際しても陣痛が強くならなかったり，胎児が産道をスムーズに下がってこなかったりして，難産になる危険性が高いからです．また産後には肺塞栓症という恐ろしい病気が待ち構えています．

しかし最近ではやせ妊婦にも注目が集まるようになりました．やせた女性には，妊娠するずっと以前から極度のダイエットをしている方が多いのです．極端なダイエットは内臓や筋肉への慢性的なダメージを与えますし，胎児の発育にも影響します（97頁）．なお，重症PIH（severe PIH）の発症危険度として，①標準体重増加群とやせ群では，15kg以上増加と5kg未満増加で高値を示し，②肥満群では，妊娠中の体重増加量に関わらず高値を示しました．

妊娠による体重増加量のめやす

妊娠による体重増加は子宮内容物と母体必須体重増加によって決まります．子宮内容物としては胎児が3.0 kg，胎盤が0.5 kg，羊水が0.3 kgとすると，全体でおよそ3.8 kgとなります．母体必須体重増加は妊娠に伴

う子宮の増大1.0 kg，乳腺肥大0.3 kg，循環血漿量1.0 kg，細胞外液量1.2 kgを合わせるとおよそ3.5 kgです。子宮内容物と母体必須体重増加を合計するとおよそ7.3 kgとなります。

それでは妊娠初期からお産までの体重増加は，どの程度が理想でしょうか。身長が160 cm程度の女性を対象とすると，わが国では体重が70 kg以上を肥満妊婦と呼んでいます（欧米では75 kg以上）。通常は65 kgでウエイトコントロール指導の対象となります。日本人の妊娠初期からの体重増加の平均は約10〜12 kgで，15 kg以上の体重増加はよくありません。

BMIで妊娠中の体重増加を分類すると，やせ妊婦は10〜12 kg，標準妊婦では7〜10 kg，肥満妊婦では5〜7 kgの体重増加にとどめるべきです。妊娠中の体重増加が11 kgであるとすると，子宮内容物と母体必須体重増加が7.3 kgですから，その差は3.7 kgであり，これが母体の体脂肪の増加分となります。体重コントロールのためにはこの蓄積された体脂肪分が対象となります。したがって，肥満の妊婦では体脂肪の増加をどうやって抑えるかが課題となります。

前述したように，浮腫を認めない妊婦での細胞外液の増加は1.2 kgでしたが，浮腫を認める妊婦では細胞外液の増加は4.9 kgであったとの報告があります[2]。妊婦の体重増加は妊娠初期から中期では肥満の目安として，妊娠後期から末期には浮腫の目安として経験的に使い分けられてきました。しかし，肥満であるか浮腫であるかを体重変化からのみ判定するのは困難です。

肥満妊婦の問題点

　　肥満妊婦ではPIH，GDM，巨大児などが増える危険がありますので，妊娠中に1回は75 g経口ブドウ糖負荷試験（75 g OGTT）を行ない母体の血糖値を確認し，妊娠の後半になったらノンストレステスト（NST）などを実施して，胎児が元気かどうかを確かめます。

　　分娩中にはいろいろなトラブルに遭遇することがあります。主なものとして，次のようなものが挙げられます。
・原発性微弱陣痛（はじめから陣痛が発来しない）
・児頭骨盤不均衡（巨大児の可能性が高い）
・遷延分娩
・分娩時出血量が多くなる（弛緩出血，会陰裂傷）
・PIHを合併すると子癇，常位胎盤早期剝離を起こしやすい
・HELLP症候群，急性脂肪肝

・肩甲難産
・帝王切開率の上昇

　また，肥満妊婦はお産が終了してからも気が抜けません。それは産後に，次のような危険があるからです。

・静脈血栓症
・肺塞栓症
・GDM から糖尿病への移行
・さらなる肥満体への移行
・性器感染症，尿路感染症

　特に肺塞栓症は生命への危険がきわめて高く，予後不良です。

　妊娠時期と肥満との関係をみると，妊娠16週の時点での体重増加量が全妊娠期間中の体重増加量とよく相関するとの報告があります[3]。また，妊娠初期後半から中期前半における母体の体重増加と児の発育には，密接な関連があることがわかりました[4]。妊娠中の体重増加は妊娠高血圧性腎症の発症に関連し，これも妊娠初期の BMI そのものに影響されていることがわかりました[5]。

　2006年4月から健康保険に収載されたハイリスク分娩管理加算において，「分娩前の BMI が35以上の初産婦」が対象者として明記され，高度肥満妊婦がハイリスク妊婦であると認定されました。しかしながら，BMI 35 以上，または90 kg 以上の高度肥満妊婦でも，50％以上は経腟分娩をしています。帝王切開後の合併症などを考慮すると，産科的適応がなく本人や家族が経腟分娩を希望している場合には，経腟分娩を試みてよいと考えられます。

　肥満は PIH 発症のリスク因子です。脂肪細胞から産生されるレプチン（leptin），TNF-α，アディポネクチン（adiponectin）などのアディポサイトカイン（adipocytokine）は，インスリン抵抗性や血管内皮機能に影響を与え，高血圧などメタボリック症候群の発症に関与しています[6]。

　肥満を招きやすい生活習慣としては，次のようなものが挙げられます[7]。

・朝食の欠食
・欠食が多く，1回の食事量が多い
・間食が多い
・夕食の量が多い
・夜型の生活，夜食の摂りすぎ
・清涼飲料水の飲みすぎ
・ながら食い
・早食い，よくかまない

- 濃い味付け
- ストレスによる過食

やせ妊婦と低栄養の問題点

　成人病（生活習慣病）の素因が胎児期に形成される「成人病胎児期発症説（fetal origins of adult disease；FOAD）」（胎児プログラミング仮説）という驚くべき説が，英国サウザンプトン大学の疫学者であるバーカーにより唱えられました[8]。これは胎児期に成人病素因の約70％が形成されており，残りの30％は出生後の環境がその素因に作用することにより成人病が発症するというものです。

　その機序の1つは，受精時の母親の極端な低栄養状態が，胎児に非可逆的な解剖学的構造の変化を生じるということ。2つ目は，遺伝子発現機構の異常が胎内で起こると，臓器や発現たんぱくの種類によっては出生後もその異常は変化なく持続し，出生後に児の栄養状態がよくなっても，もはや改善されることはないというものです。

　胎児が低栄養にさらされる原因には次のようなものがあります。

①妊娠前からの低栄養

　受精時の母親の極端な低栄養状態は，二次的な栄養不良を招きます。それには妊娠するまでの母親の栄養状態が大きく関わってきます。これによって，以下の病気を引き起こします。

- 葉酸欠乏による神経管閉鎖不全
- 鉄欠乏性貧血
- 亜鉛欠乏による味覚異常

②妊婦健診での画一的な体重増加制限の指導

③喫煙

　②と③は低出生体重児（small for gestational age infants：SGA児）や羊水過少の原因になります。

　これらを回避するためには，次のようなことが必要になります。

- 妊娠前から極端なダイエットをしないこと
- 妊婦健診で画一的な体重増加制限の指導を行なわないこと
- 禁煙

　一般的に出生後の児は，一度体重を減少させるファットリバウンド現象を経て，体重が増加していきます。小さく生まれた児ではこのリバウンドの時期が早くなる傾向が強く，早くなると中心性肥満を起こしやすくなります。そのため低出生体重児では，ファットリバウンドの時期を遅くすることが大切です。現在ヨーロッパでは，この時期を遅くするためにカロ

リーの少ないアミノ酸組成も考慮したミルクを与える，という CHOPIN study が大がかりで行なわれています。

やせすぎは母体にとってもよい影響を及ぼしません。妊娠中は，妊娠前の体重と照らし合わせて，理想的な体重増加を図れるよう努力してほしいものです。

2 栄養

栄養の基礎

妊娠に伴って起こる種々の疾患を回避し，自然なお産を遂行するために，体重コントロールが大切なことはすでに述べました。では，妊娠中に食事の自己管理をするためには，どんなことを知っていたらよいでしょうか。ここではバランスのよい食事摂取のための栄養成分の基礎について説明します。妊婦に栄養の説明をする際には，このような基本まで説明する必要はありませんが，説明する側の助産師はぜひ基礎栄養学として学んでおいてほしいと思います。

必要エネルギーとは

自動車はエンジンを回転させて走りますが，そのためのエネルギーとしてガソリンが必要です。人も身体を動かすためにはエネルギーが必要で，これを kcal で表現します。

必要エネルギーは基礎代謝（kcal/日）に身体活動レベルを掛け合わせたものです。椅子に座って1日仕事をしている人やスポーツに明け暮れている人など，千差万別です。身体活動のレベルにより必要エネルギー量は変わってきます。一般的な女性は1日の食事で約 2000 kcal のエネルギーを摂取し，身体を動かすことで 2000 kcal を消費してバランスをとっています。消費エネルギーの内訳は息をしたり心臓が動いたりするなど，生きていくうえで最低限必要なエネルギーである基礎代謝量が 1200 kcal，仕事やスポーツなど生活活動に使われるエネルギーである活動代謝量が 800 kcal となります。

肥満とやせは食べるエネルギーと消費するエネルギーのアンバランスで出現します。すなわち，肥満の人は食べるエネルギーが消費エネルギーよ

表2 エネルギーの食事摂取基準推定エネルギー必要量（/日）

単位：kcal

身体活動レベル	Ⅰ	Ⅱ	Ⅲ
15～17歳	2000	2250	2550
18～29歳	1700	1950	2250
30～49歳	1750	2000	2300
妊婦　初期（付加量）		+50	
妊婦　中期（付加量）		+250	
妊婦　末期（付加量）		+450	
授乳婦（付加量）		+350	

身体活動レベル：Ⅰ＝低い，Ⅱ＝ふつう，Ⅲ＝高い。
18～69歳ではⅠ＝1.45，Ⅱ＝1.75，Ⅲ＝2.00としている。
厚生労働省：日本人の食事摂取基準（2010年版）．2009より作成

り多いため太り，やせ型の人は食べるエネルギーより消費エネルギーのほうが多いのでやせてしまうのです。ということは，太りすぎの人は少ないカロリーですみ，やせている人はもっとカロリーを摂る必要があるということです。

　妊娠すると胎児の成長に必要な付加量が必要になります。妊娠初期は＋50 kcal，妊娠中期は＋250 kcal，妊娠末期は＋450 kcal，授乳期は＋350 kcalの付加量が必要です（表2)[9]。双胎妊娠の場合にはもう1人分余計にカロリーを摂る必要があります。

たんぱく質，脂質，炭水化物（糖質）

　たんぱく質，脂質，炭水化物を3大栄養素といい，これらはエネルギーの基です。それぞれ体内で1g当たり，たんぱく質4 kcal，脂質9 kcal，炭水化物4 kcalのエネルギーとなります。

(1) たんぱく質

　体重の約1/5を占め，筋肉や血液など身体を構成する主要な成分です。また酵素などの成分にもなっています。身体を構成するたんぱく質の材料には，体内で作ることができないアミノ酸もあるので，たんぱく質は食べものから補給しなければなりません。胎児の発育にはたんぱく質はとても大切です。

【たんぱく質を多く含む食品】

　肉類（牛肉，豚肉の赤身，皮のない鶏肉），卵，チーズなど，魚介類（エビ，カニ，アサリの佃煮など），大豆および大豆製品（納豆，豆腐など）

(2) 脂質

　脂質は3大栄養素の中で最も高いエネルギー源です。脂質には体内で作ることができない必須脂肪酸が含まれ，身体の細胞膜の成分やホルモンの原料になっています。成人では1日に必要なエネルギーの20～25%を脂

質から摂るのが理想です。1日 2000 kcal 必要な女性では脂質の摂取は約 50 g となります。脂質の摂りすぎは体重増加の直接原因になります。

【脂質を多く含む食品】

　ショートケーキ，アイスクリーム，ピーナッツバター，卵，アボカド，植物油（オリーブ油など），マーガリン，バター，マヨネーズ，チーズ

(3) 炭水化物

　炭水化物とは糖質と食物繊維を合わせたものです。糖質は身体の主要なエネルギー源で，同じエネルギー源のたんぱく質や脂質に比べて素早く利用できる利点があります。過剰に摂取した糖質は体内で脂質に変換されて蓄積されます。そのため糖質の摂りすぎは肥満の原因となります。しかし，ブドウ糖は脳のエネルギー源です。

　食物繊維とは「人の消化酵素では消化されない食物中の難消化性成分の総体」と定義されています。その効果は以下の通りです。

- 唾液分泌亢進（虫歯予防）
- 血中コレステロール低下（高脂血症，虚血性心疾患，胆石予防）
- 血糖値の改善（糖尿病予防）
- 大腸機能の改善（便秘予防）
- 食物のエネルギー低下（肥満予防）

【糖質を多く含む食品】

　ごはん，麺，パン，芋，加工果物（イチゴジャム，オレンジマーマレードなど），はちみつ

ミネラル

　ミネラルは多量・微量元素のことで無機質ともいい，ビタミンとともに身体の維持や調節に重要な役割を担っています。ミネラルはビタミンと同じように摂取過剰による弊害がみられることがあり，厚生労働省「日本人の食事摂取基準」では上限を決めています（表3）。そのためサプリメントや健康食品などを摂取する場合には，その利用目的を考えて摂り過ぎにならないよう摂取量に十分注意することが必要です。

(1) カルシウム

　成人女性のカルシウム必要量は 650 mg/日です。

　カルシウムの 99％は骨や歯などを構成し，1％は血液中や筋肉などに分布しています。このわずかなカルシウムが出血を止め，神経の発達を促し，筋肉運動など生命維持や身体活動に重要な役目を果たしています。骨はカルシウムの貯蔵庫で，血中のカルシウムの不足に備えています。

　最近の女性の傾向として，カルシウム摂取不足は 15 歳以上の若年者に多くみられます。そして，18〜20 歳になるとほとんどすべての栄養素の

表3 女子（18～29歳）の無機質（ミネラル）摂取基準（/日）

項目		推奨量または目安量	妊婦付加量	授乳婦付加量	許容上限摂取量
カルシウム	(mg)	650	+0	+0	2300
鉄	(mg)	6～10.5	+2.5～15	+2.5	40
リン	(mg)	900	+0	+0	3000
マグネシウム	(mg)	270	+40	+0	—
カリウム	(mg)	2000	+0	+400	—
銅	(mg)	0.7	+0.1	+0.6	10
ヨウ素	(μg)	130	+110	+140	2200
マンガン	(mg)	3.5	+0	+0	11
セレン	(μg)	25	+5	+20	220
亜鉛	(mg)	9	+2	+3	35
クロム	(μg)	30	+0	+0	—
モリブデン	(μg)	20	+0	+0	450

厚生労働省：日本人の食事摂取基準（2010年版），2009 より作成

摂取が不足し，低体重者が目立つようになります。ダイエットは生涯の骨の健康に重大な影響を及ぼしますが，特に妊娠期においては胎児への影響も考えなくてはなりません。ただし一度に吸収できる量には限りがあるので，毎日コツコツと摂り続けることが大切です。サプリメントから摂ることも可能です。

　カルシウム補充療法は，高血圧発症リスクの高い妊婦やカルシウム摂取量の低い妊婦に効果的です[10]。

　カルシウムの多い食品とその常用量中のカルシウム含量を**表4**にまとめます。

【カルシウムを多く含む食品】

　牛乳（無脂肪乳，脱脂粉乳），小魚（イワシ，さくらエビ，ハゼ佃煮，ワカサギ佃煮，あみ佃煮），海藻（乾燥わかめ，あおのり），大豆製品（凍り豆腐など）

(2) 鉄

　鉄は体内に3～4g存在します。体内の鉄の約70％は赤血球を作るヘモグロビンの構成成分となり，約25％は肝臓などに貯蔵されています。ヘモグロビンは呼吸により肺に取り込まれた酸素と結合して，酸素を身体のすみずみまで運搬する大切な役割を担っています。赤血球の寿命は約120日で，古くなると赤血球は脾臓で破壊されます。

　鉄の不足は赤血球の産生を減少させるので，血が薄くなり鉄欠乏性貧血を引き起こします。貧血になると血液は酸素を十分に運ぶことができなくなるので，身体が酸素不足になり疲れやすく，頭痛などを招きます。心臓は少ない酸素を全身に送るために収縮回数を増やすので，動悸，息切れなどを引き起こします。

　寿命で減っていくヘモグロビン濃度を一定に保つためには，1日約12mgの鉄を必要とします。胎児は妊娠8か月頃になるとどんどん鉄を取り

表4 カルシウム（Ca）の多い食品とその常用量中のカルシウム含量

食品名	100g中のCa含量（mg）	1回分の常用量		
		分量（g）	目安量	Ca含量（mg）
牛乳	110	200	1本	220
スキムミルク	1100	20	大さじ3杯	220
プロセスチーズ	830	25	扇形1個	208
さくらエビ（干）	2000	10	大さじ2杯弱	200
ハゼ佃煮	1200	15	中1本	180
木綿豆腐	120	150	1/2丁	180
アイスクリーム	140	100	1個	140
青菜類	170	80	小鉢1杯	136
煮干し	2200	6	3本	132
ヨーグルト	120	100	1本	120
ウルメイワシ	570	20	2尾	114
凍り豆腐	660	15	1枚	99
ヒジキ（干）	1400	7	小鉢1杯	98
油揚げ	300	25	1枚	75
ゴマ（乾）	1200	5	大さじ1/2杯	60
あみ佃煮	490	10	大さじ1杯	49
納豆	90	50	1パック	45
シジミ	130	30	殻ごと1/2カップ	39
わかめ（素干）	780	5	戻して小皿1	39
昆布（素干）	710	5	10cmくらい	36
しらす干し	210	10	大さじ2杯	21
アサリ	66	30	10個	20

込み赤血球の大量生産に入るので，鉄分の摂取はとても大切なのです。ですから妊娠初期は＋2.5 mg/日，中期と末期は＋15 mg/日が付加量として推奨されます。

出生後も児を細菌感染から守るため，ラクトフェリンというたんぱくと結合した鉄が母乳から児に入っていきます。ですから授乳婦では＋2.5 mg/日が目標摂取量となります。

鉄含量の多い食品とその常用量中の鉄含量を表5に示します。

【鉄を多く含む食品】

　ヘム鉄：海藻類（干しヒジキ，あおのり，焼き海苔），肉（牛肉の赤身，レバー）

　非ヘム鉄：魚介類（ハマグリ，アサリ，シジミ，イワシ），植物性食品（ホウレンソウ，パセリ，大豆など）

(3) カリウム

カリウムは身体を構成している細胞内液中に存在し，細胞外液中に存在するナトリウムとバランスをとりながら細胞の働きを維持し，血圧を調節し，いつも身体が一定のよい状態を保つように働いています。カリウムは細胞内に存在するのでほとんどの食品に含まれているため，通常は不足することはありませんが，極度のダイエットをしている人や，野菜，果物をあまり食べない人では不足気味になることも考えられます。

表5 鉄の多い食品とその常用量中の鉄含量

食品名	100 g 中の鉄含量 (mg)	1回分の常用量		
		分量 (g)	目安量	鉄含量 (mg)
鶏肝臓	9.0	50	1 羽分	4.5
ヒジキ（干）	55.0	30	小鉢1杯	3.9
なまり節	5.0	50	1/2 切れ	2.5
小松菜	2.8	80	小鉢1杯	2.2
大豆（干）	9.4	20	大さじ山1杯	1.9
納豆	3.3	50	1パック	1.7
オートミール	3.9	40	大さじ7杯	1.6
マグロ赤味	2.0	80	1 切れ	1.6
カツオ	1.9	80	1 切れ	1.5
そば（茹）	0.8	190	1 玉	1.5
豆腐	0.9	150	1/2 丁	1.4
ワカサギ佃煮	2.6	50	中3本	1.3
シジミ	5.5	30	殻ごと1/2カップ	1.2
煮干	18.0	6	3本	1.1
卵黄	6.0	18	1個	1.1
アサリ	3.8	30	10個	1.1
凍り豆腐	6.8	15	1枚	1.0
牛肉（もも）	0.9	80	厚切り1枚	0.7
豚肉（もも）	0.7	80	厚切り1枚	0.6
ハマグリ	2.1	30	4個	0.6
カキ	1.9	30	3個	0.6
ゴマ（乾）	9.6	5	大さじ1/2杯	0.5
鶏肉（もも）	0.4	80	厚切り1枚	0.3

　ナトリウムの摂りすぎは血圧を高めますが，カリウムは逆に血圧を下げる作用があります。高血圧，脳卒中，骨密度の低下といった生活習慣病の予防には，多くのカリウムの摂取が望まれます。なぜならば，食塩などナトリウムの多いものを食べることにより，カリウムは体外に排泄されてしまうからです。

【カリウムを多く含む食品】

　果物（バナナ，メロン，アボカドなど），野菜（ホウレンソウなど），イモ類（サツマイモなど），豆類（大豆，小豆，納豆），魚類一般，肉類一般

(4) マグネシウム

　マグネシウムはカルシウムやリンとともに骨や歯の形成に必要なミネラルです。成人の身体には20〜28 g程度含まれていて，そのうち50〜60％が骨に含まれています。マグネシウムが不足すると骨から溶け出して血液中に出現し，神経の興奮を抑え，血圧の維持に利用されます。

　マグネシウムはカルシウムと同じように思春期以後摂取量が少なくなる傾向にあり，海藻類を多めに摂ることが望まれます。しかし，サプリメントで摂りすぎると下痢になることがあります。

【マグネシウムを多く含む食品】

　魚介類（イワシ，スルメ），海藻類（あおのり，昆布，干しヒジキ），豆類（大豆），ピュアココア，インスタントコーヒー

(5) リン

　リンはカルシウムに次いで体内に多い栄養素で，成人の体内には約 700 g のリンが存在しています。身体の中ではリンの 85% はカルシウム，マグネシウムとともに骨や歯を作る成分になっています。残りの 15% は脳，神経，筋肉などに広く分布し，エネルギーを出すときに大切な役割を演じています。

　リンは通常の食生活では不足することはなく，むしろ過剰摂取が問題になっています。すなわち，リンを多く含む食品添加物が，加工食品（外食）や清涼飲料水などに使われているのが問題なのです。カルシウムの摂取量が少なくてリンを多く含む食品を長期間摂りすぎると，骨量や骨密度が減少する危険があります。リンは摂りすぎないよう注意が必要です。そのためには外食や加工食品に偏らないように注意することが大切です。

【リンを多く含む食品】
　魚類（さくらエビ，ワカサギ，スルメ，干しアミ），牛乳，乳製品（脱脂粉乳），大豆

(6) 亜鉛

　亜鉛は体内に約 2 g 存在しています。亜鉛が関係した酵素は 80 種類以上もあり，生きていくためにはとても大切な金属元素です。亜鉛は味覚を正常に保ち，皮膚・粘膜を保護する役目を持っていて，主に骨，筋肉，肝臓，腎臓に蓄えられています。

　通常の食生活では亜鉛不足や過剰は起こりませんが，偏食をすると亜鉛不足に陥り，味覚障害に陥ることがあります。低出生体重児はよく皮膚の病気になりますが，亜鉛不足がその原因であることが多いようです。

【亜鉛を多く含む食品】
　魚介類（カキ，イワシ，スルメ，タラバガニ），肉類（豚肉，レバー，牛肉），小麦胚芽，ゴマ，抹茶，大豆，凍り豆腐，アーモンド

(7) 銅

　銅は赤血球が鉄から作られるのを助けるミネラルです。体内には血液，横紋筋（骨格筋）などに約 80 mg 存在しています。鉄がたくさんあっても銅が不足していると，赤血球をうまく作れないため貧血になります。銅は普通の食生活であれば不足することも過剰になることもほとんどありません。

　食物を通して摂り込まれた鉄は，腸の粘膜細胞にいったん蓄えられます。この貯蔵された鉄はセルロプラスミンという銅たんぱく質による酸化を受けて，はじめてほかの細胞が利用できるトランスフェリンになって血液中に流れ出ていきます。胎児は妊娠 28 週から 36 週頃に銅を蓄積し始め，出産予定日頃には大人の 3 倍ほどの量を貯めています。これは血液を

一生懸命製造しているためなのです。

【銅を多く含む食品】

　魚介類（カキ，スルメ，干しえび，ホタルイカ），レバー，ナッツ，アーモンド，大豆，ゴマ，そら豆，ピュアココア

(8) マンガン

　成人の体内に約2g存在し，さまざまな酵素の成分になり，その酵素を活性化する役目を持っています。特に活性酸素の毒性を抑える酵素（スーパーオキシドジスムターゼ）を作ってくれています。骨形成に関与し，成長や生殖にも関係しています。

　普通の食生活で欠乏することも過剰になることもほとんどありません。

【マンガンを多く含む食品】

　植物性の食品が主な供給源で，全粒穀類，豆類，茶類に多く含まれます。

(9) その他

　コバルト，ヨウ素なども大切な微量元素です。ビタミン B_{12} が不足すると悪性の貧血になってしまいます。このビタミン B_{12} の化学構造式の中ほどにコバルトが存在していて，コバルトがないとビタミン B_{12} は作られません。

　ヨウ素は甲状腺ホルモンの一部になっています。日本人は海藻をよく食べるのでヨウ素不足にはなりませんが，アメリカ大陸の内陸ではヨウ素欠乏症が発生します。

ビタミンの種類とその作用

　ビタミンは他の栄養素が働くための助っ人で，エネルギー源や身体を構成する成分ではありません。体内で作ることはほとんどできないので，食物から摂取する必要があります。

　ビタミンには水溶性と脂溶性の2種類があります。水溶性ビタミンは尿などから容易に体外に排泄されやすく，脂溶性ビタミンは体内に蓄積されやすい性質を持っています。水溶性ビタミンは少量頻回摂取がよく，脂溶性ビタミンは油食品と一緒に摂取すると吸収がよくなります。

　ビタミンは過剰摂取による弊害が認められているので，厚生労働省「日本人の食事摂取基準」では上限量を設定しています（**表6**）。健康食品やサプリメントを利用する場合には過剰摂取にならないよう注意が必要です。

表6　日本人女子の1日ビタミン推奨量または目安量（カッコ内は許容上限摂取量）

区分	ビタミンA (μgRE)*1	ビタミンD (μg)	ビタミンE (mg)*2	ビタミンK (μg)	ビタミンB_1 (mg)	ビタミンB_2 (mg)	ナイアシン (mgNE)*3
18～29歳	650(2700)	5.5(50)	6.5(650)	60	1.1(−)	1.2(−)	11(250)
妊婦	+80(3000)	+1.5	+0	+0	+0.1～0.2	+0.2～0.3	+0
授乳婦	+450	+2.5	+3	+0	+0.2	+0.4	+3

区分	ビタミンB_6*4 (mg)	葉酸 (μg)	ビタミンB_{12} (μg)	ビオチン (μg)	パントテン酸 (mg)	ビタミンC (mg)
18～49歳	1.1(45)	240(1300)	2.4(−)	50(−)	5(−)	100(−)
妊婦	+0.8	+240	+0.4	+2	+1	+10
授乳婦	+0.3	+100	+0.8	+5	+1	+50

*1：レチノール当量，*2：α-トコフェロール当量，*3：ナイアシン当量（上限量はニコチンアミドのmg量），
*4：上限量はピリドキシンとしての量
厚生労働省：日本人の食事摂取基準（2010年版），2009より作成

ビタミンA群

(1) ビタミンA

　脂溶性のビタミンです。ビタミンAの働きは発育促進，暗いところでも目が慣れる機能（視覚の順応性），肌の健康維持などです。細菌感染を防御する効果もあります。ビタミンAが不足すると，暗いところでものを見る力が減少する夜盲症（とり目）という病気の原因となります。また，眼乾燥症も起こりやすくなります。

　普通の食生活をしている限り摂りすぎはありませんが，妊娠期での摂りすぎは胎児の異常をきたすことがあり注意が必要です。WHOでは妊娠可能な女性ではサプリメントによる摂取を1日に1万単位（IU），1週間に2万5000単位を超えないよう，また分娩後6週間以後の授乳婦は1日に1万単位を超えないよう勧告しています。

【ビタミンAを多く含む食品】

　抹茶，レバーペースト，鰻（生，肝，かば焼き），バター，マーガリン，チーズ，緑黄色野菜（しその葉，パセリ，小松菜，春菊，とうがらしの葉）

(2) βカロチン

　βカロチンはビタミンA作用を発揮します。その他にも活性酸素から身体を守る抗酸化作用，免疫能増強作用などがあります。普通の食生活ではβカロチンの欠乏症はみられません。

　βカロチンは小腸で吸収されますが，そのままだと吸収率は10％程度です。しかし，油と一緒に摂取すると80～90％吸収されます。βカロチンは体内でビタミンAに変換されます。このためβカロチンはプロビタミンAとも呼ばれます。

【βカロチンを多く含む食品】

　緑黄色野菜（にんじん，ホウレンソウ，ピーマン，春菊，大根の葉，ニ

ラ，からし菜）など，とうがらしの葉

ビタミンB群

(1) ビタミンB_1

水溶性のビタミンです。ビタミンB_1欠乏は脚気の原因です。ビタミンB_1は糖質からのエネルギー産生，皮膚・粘膜の健康維持，脳神経系の正常な働きに関与しています。このビタミンは糖質をエネルギーに変換させるものなので，不足するとエネルギーが産生されずに疲れやすく，食欲がなくなり，全身がだるくなるなどといった症状が出てきて，ついには脚気になってしまいます。

インスタント食品ばかりの食生活，激しい運動をした後にビタミンB_1を摂らないとビタミンB_1不足を招きます。重症妊娠悪阻に際しては，ウエルニッケ脳症予防のためにビタミンB_1は必ず補充します。

【ビタミンB_1を多く含む食品】

穀類の胚芽（強化米），米ぬか，豆類（大豆，きな粉，落花生），焼き海苔

(2) ビタミンB_2

水溶性のビタミンです。このビタミンは主に皮膚粘膜の健康維持や，糖質やたんぱく質を体内でエネルギーに変換する作用があります。不足すると発育・成長が妨げられ，口唇炎，口角炎，口内炎などが起こりやすくなります。過剰摂取しても速やかに尿から排出されるので過剰症はありません。

【ビタミンB_2を多く含む食品】

レバー，焼き海苔，乾燥わかめ，乳製品（脱脂粉乳），干しシイタケ

(3) ビタミンB_6

水溶性のビタミンです。ビタミンB_6はたんぱく質からエネルギーを産生し，皮膚炎を予防する作用があります。このビタミンは一部腸内細菌によっても作られるので，抗生物質を長期にわたり服用していると欠乏症になることがあります。また，ビタミンB_6の不足は皮膚炎，口内炎，貧血，脂肪肝などを引き起こすことが報告されています。

【ビタミンB_6を多く含む食品】

カツオ，マグロなどの魚類，レバー，肉，バナナ

(4) ビタミンB_{12}

水溶性のビタミンです。葉酸と協力してヘモグロビンの生成を促します。不足すると赤血球が減少し，また異常に大きな赤血球が作られてしまうと巨赤芽球性貧血という悪性貧血が発症します。極端に偏った食生活をしない限り不足することはありません。

【ビタミン B_{12} を多く含む食品】
　魚介類，レバーなど動物性食品

(5) 葉酸

　水溶性ビタミンの一種で，ビタミンB群の仲間です。ビタミン B_{12} と協力して血液を作るので，その不足は巨赤芽球性貧血を引き起こします。また，妊娠初期に十分な葉酸を摂取していないと胎児の神経管閉鎖不全（無脳児，脳瘤，二分脊椎など）を起こす危険が高くなります。

　妊娠中には葉酸の必要量が非妊娠時の2倍になるので，積極的な葉酸摂取が必要になります。食事内容を改善しても血中葉酸濃度を上昇させることは難しいので，葉酸入りビタミン剤または葉酸添加食品を摂取するのが効果的です。葉酸を日頃から十分に摂取していると将来，がん，認知症，血栓塞栓症になりにくいといわれています。

　神経管閉鎖障害と葉酸の関係について説明を求められた場合，日本産科婦人科学会では以下のように説明するよう推奨しています。

①市販のサプリメント類により1日400μgの葉酸を妊娠前から摂取すると，児の神経管閉鎖障害発症リスクが低減することが期待できる。

②神経管閉鎖障害児の妊娠既往がある女性が，医師の管理下で妊娠前から1日400μgの葉酸を服用した場合，同胞における発症が低減することが期待できる。

【葉酸を多く含む食品】
　緑黄色野菜（レバー，ホウレンソウ，モロヘイヤなど），イチゴ

ビタミンC

　水溶性のビタミンで，身体の細胞と細胞を結合するコラーゲンというたんぱく質を作るために不可欠のビタミンです。皮膚粘膜の健康維持，傷を治す，ストレスへの抵抗力強化，活性酸素から身体を守る作用，鉄の吸収促進作用など，その作用は多彩です。

　不足すると抵抗力が下がり，骨の発育に影響を及ぼします。壊血病はビタミンC欠乏により起こりますが，それは血管が弱くなるため歯肉（歯ぐき）の血管が破れて出血するものです。またコラーゲンが作られないため細胞と細胞が接する部分が緩み，そのため関節が弱くなり，痛みが生じます。

　ビタミンCは大量に摂取しても必要量以外は尿から排泄されてしまうので，過剰症はありません。しかし体内に蓄えておくことができないので，毎日摂取する必要があります。

【ビタミンCを多く含む食品】
　果物（グレープフルーツ，イチゴ，オレンジ，メロン，柿，すだち，キ

ウイフルーツなど），野菜（キャベツ，カリフラワー，ブロッコリー，青ピーマン，ゴーヤ，パセリなど），芋

ビタミンD

　脂溶性のビタミンです。食品から摂取する以外に，日光を浴びると体内でもある程度は産生できます。ビタミンDには小腸や肝臓でカルシウムとリンの吸収を促進し，血中カルシウム濃度を一定に保ち，骨を丈夫にする働きがあります。

　欠乏すると小腸でのカルシウム吸収が悪くなって，骨や歯の形成が不良となり，乳幼児や子どもではくる病，成人では骨軟化症を引き起こします。老人では骨粗しょう症を発症します。

　通常の食事では過剰症になることはありませんが，サプリメントなどで大量に摂取すると高カルシウム血症を招き，泌尿器系の結石発症の危険があります。

【ビタミンDを多く含む食品】
　魚介類（カツオ，本マグロ脂身，イワシ，サバ，サンマなど）

ビタミンK

　脂溶性のビタミンです。ビタミンK_1（フィロキノン）は緑黄色野菜（ホウレンソウ，ブロッコリー，ねぎなど），海藻類（あおのり，ヒジキ，わかめなど）などの食品から摂取できますが，ビタミンK_2（メナキノン）は体内でバクテロイデスや大腸菌などの腸内細菌も合成することができます。

　ビタミンKの主な役割は出血時に血を固めて止血する凝固因子を活性化することです。普通の食生活では不足することはありませんが，抗生物質を長期にわたり服用している人や，新生児では体内の腸内細菌による合成が不足して出血傾向を示すことがあります。そのため出生後の児にビタミンK_2のシロップを与えます。

【ビタミンKを多く含む食品】
　納豆（1パック40g中348μgも含まれている），小松菜，ホウレンソウ

ビタミンE

　脂溶性のビタミンで，生殖機能を正常に維持し，筋肉の萎縮を防止し，ビタミンAやβカロチンの酸化防止，赤血球の溶血防止などの働きをしています。

図2　脂肪酸の働き

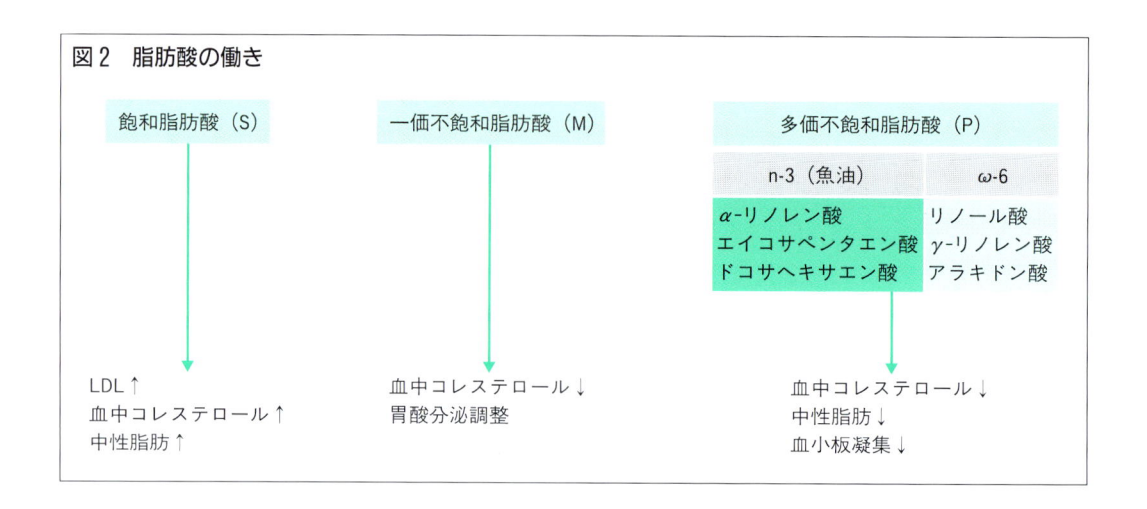

飽和脂肪酸（S）	一価不飽和脂肪酸（M）	多価不飽和脂肪酸（P）	
		n-3（魚油）	ω-6
		α-リノレン酸 エイコサペンタエン酸 ドコサヘキサエン酸	リノール酸 γ-リノレン酸 アラキドン酸
LDL↑ 血中コレステロール↑ 中性脂肪↑	血中コレステロール↓ 胃酸分泌調整	血中コレステロール↓ 中性脂肪↓ 血小板凝集↓	

【ビタミンEを多く含む食品】

煎茶，マーガリン，マヨネーズ，アーモンド，落花生，すじこ，たらこ

脂肪酸

　脂肪酸は二重結合の数により飽和脂肪酸（S），一価不飽和脂肪酸（M），多価不飽和脂肪酸（P）に分類されます。この3種類は体内で各々生理作用が異なります。

　飽和脂肪酸（S）は肉や乳製品など動物性食品に多く含まれています。過剰摂取は悪玉コレステロールや中性脂肪を増やすので注意が必要です。

　一価不飽和脂肪酸（M）は植物性油に多く含まれるオレイン酸が代表的です。オレイン酸は酸化されにくく動脈硬化などを生じにくい脂肪酸です。

　多価不飽和脂肪酸（P）は主に植物油や魚類に多く含まれています。体内で合成できないため食物から摂取しなければならない必須脂肪酸も，多価不飽和脂肪酸の一種です。この脂肪酸は血液をサラサラにし，脳の発達・機能を促進する作用もあります。

　厚生労働省では脂肪酸を摂る場合に「S：M：P＝3：4：3」での摂取を勧めています。そのためには肉類など動物性脂質に偏らないこと，魚を1日1回食べ，油脂で調理するときは植物油を使うことなどがコツです。

　なお，n-3系脂肪酸（α-リノレン酸，エイコサペンタエン酸，ドコサペンタエン酸，ドコサヘキサエン酸など）は，心血管系疾患を予防し，血圧，血小板機能，免疫機能を調整します。また，胎児発育，子宮-胎盤血管の調整，陣痛発来機序，胎児・新生児の中枢神経系と視力発達における必須栄養素として大変重要です（図2）。

コレステロール

　脂質の一種で，食物から摂取するものと体内で合成されるものがあります。体内に存在する血中総コレステロールにはHDLコレステロール（善玉コレステロール）とLDLコレステロール（悪玉コレステロール）があります。前者は血管についた余分なコレステロールを掃除する作用があり，動脈硬化を予防し，後者は肝臓から血管や組織にコレステロールを運ぶ働きをしています。LDLコレステロールが増えすぎると血管壁にコレステロールが沈着して血管腔が狭くなり，動脈硬化を招きます。

　妊娠中は非妊娠時に比べて中性脂肪（トリグリセリド）は2〜4倍増加，総コレステロールは25〜50％増加，LDLコレステロールは50％増加，HDLコレステロールは妊娠中期までに30％増加し，その後はやや減少傾向となります。

　脂質の胎盤通過性をみると以下のようになります。

- 妊娠後半期の母体血中性脂肪の上昇は，母体のインスリン抵抗性の増大と関係しています。胎児発育とも正の相関があります。
- 中性脂肪は母体と胎児の濃度勾配に比例し，胎盤を通過します。
- 中性脂肪の胎盤通過は濃度勾配によらず，胎盤のLPL活性を介して誘導されます。
- リン脂質は胎盤を通過しません。

　日本動脈硬化学会「動脈硬化性疾患予防ガイドライン」（2007年）の脂質異常症の診断基準では，次のようになっています。

- 高LDLコレステロール血症：LDLコレステロール140 mg/dL以上
- 低HDLコレステロール血症：HDLコレステロール40 mg/dL未満
- 高トリグリセリド血症：トリグリセリド150 mg/dL以上

　体内のコレステロールの約2/3は糖質や脂質を材料に体内で生成されたもので，その残りが食物から摂り込んだものです。すなわち，体内のコレステロールは食物から摂取したものより自分で生成した量のほうがずっと多いのです。血中総コレステロール，LDLコレステロールを正常に保つには，偏らない食生活と運動により肥満を予防し，喫煙をしないことが大切です。

　動物性の油脂は血中コレステロールを増加させるので，食べすぎに注意が必要です。鶏卵も1個（50 g）あたりのコレステロールが多い（470 mg）食品なので，あまり食べすぎないようにしたい食品です。ちなみに脂肪分の少ない牛ヒレ50 g中のコレステロールは30 mgです。

妊娠中の食事の注意点

　妊娠中の食事の自己管理は，健康な胎児の発育と安全な出産のためにとても大切です。しかし，"バランスのとれた食生活"をなどと言われても人の食の好みは千差万別ですから，そう簡単に実行できるものではありません。妊婦にとっては，外来で助産師や栄養士から細かな食品やカロリーについて説明されても，実行は容易ではありません。好みの食品だけ偏って食べないようにする自制心や，3度の食事をきちんと摂る食習慣に変える努力が必要になってきます。買いもの時にはできるだけ多くの栄養素が入った献立を考えながら，食材を探すのがポイントです。

　最近は就業女性の比率が高くなってきています。働きながら妊娠生活を送る場合には，外食や市販食品に頼ることが多くなりがちですので，栄養が偏らないよう特に注意して選択することが重要です。

1日3度の食事は忘れずに

　胎児は過不足なく適度の量の栄養を毎日摂り大きくなります。しかし妊婦が朝食を抜いて1日の食事を2回にしたりすると，胎内の糖分が急に減ったり増えたりして発育のバランスが悪くなります。ですから妊婦は，どんなに太っていても食事の回数を減らさずに，むしろ食事の回数を4回，5回と増やすようにして，1回の食事量を減らしたほうが体重コントロールに有効であり，胎児の発育にも効果的です。

　そして，食事時間をたっぷり取って，一口30回以上よくかんでゆっくり食べることを心がけることがとても大切です。

塩分摂取のポイント

　妊娠中の塩分の摂りすぎはPIHになる危険が高いので，注意が必要です。しかし最近では妊娠中に体内の水分をある程度増やす必要があり，塩分は摂取したほうがよいとの説が有力なので，無理な減塩は必要ありません。でも薄味の調理を心がけることは大切です。

　たとえば味噌汁は非妊娠時の半分ほどの薄さがよいでしょう。しょう油をたくさん使う煮物は塩分の過剰摂取につながります。

　また，PIHが疑われた妊婦，その予備軍と言われた妊婦には，減塩しょう油や無塩しょう油の利用を勧めてください。風味や食感は通常のしょう油と変わらないので安心して食べられます。

味噌・しょう油・ソースの注意点

　味噌は大豆に米または大麦を合わせ，食塩と麹を加えて発酵させて作ります。加える食塩の量により辛口と甘口の2種類があります。最近では塩を濃くして保存料を使わない傾向にあるので注意が必要です。

　しょう油は大豆，小麦に塩を加え，麹で発酵させて作ります。濃い口しょう油，薄口しょう油，たまりしょう油などの種類があります。濃い口しょう油は色が濃いので塩分が多そうですが，実際には薄口しょう油よりも塩分は少なめに作られています。市販されているしょう油の多くは濃い口しょう油です。最近では，こんぶ味などいろいろな減塩しょう油が売り出されているので，妊婦ははじめから減塩しょう油を用いたほうがよいです。

　わが国ではソースというとウスターソースや中濃ソース，とんかつソースが一般的です。しかし，いずれのソースにも塩分は多量に含まれていますので，注意が必要です。

油脂食品の上手な食べ方

　油脂食品とは脂肪そのものの食品をいい，動物性油脂と植物性油脂があります。動物性油脂にはラード，バターなどが，植物性油脂にはゴマ油，なたね油，オリーブ油などが挙げられます。

　動物性油脂は飽和脂肪酸を多く含んでいるため，多量に摂取するとコレステロール値が高くなります。一方，植物性油脂は不飽和脂肪酸であるリノール酸，リノレン酸を多く含み，血中コレステロール値を低下させる作用があります。そのため血中コレステロールの高い人や妊婦は，料理ではバターをなるべく使わずに，代わりに植物油を使うとよいでしょう。

　一般に植物油はサラダ油とてんぷら油の2種類に分類されます。原料の油から不純物を取り除き精製したものがてんぷら油で，それをさらに低温にして固体油まで除去したものがサラダ油です。ドレッシングにはサラダ油が適しています。

　植物油に含まれている不飽和脂肪酸は空気中の酸素や高温にさらされると酸化され，トランス脂肪酸に変性します。この脂肪酸は胃腸や肝臓に害があります。そのため揚げものに使用した油は保存せずに使い切るか捨てるほうがよいです。余った油は炒めものに用いるなどして，1回ごとの使い切りを勧めます。

　なお，油の吸収率は，てんぷらやフライでは材料の15～20％，から揚げなら8～10％，素揚げは3～5％ですから，揚げものは多くても週に1～2回程度にしておきたいものです。できるだけ素揚げを選び，調理用フライパンは鉄製よりも樹脂加工されたものが油脂の使用量を減らせます。

レトルト食品の上手な食べ方・使い方

　レトルトとは高圧釜という意味で，レトルト食品とは調理した食品を耐熱性プラスチック袋に詰め，中の空気を抜いたうえ，完全に密閉して圧力釜に入れて高圧高温殺菌処理をしたものです。袋には消費期限か賞味期限が書かれているので，その期限を必ず守りましょう。

　主なレトルト食品には，ごはんもの，シチュー，カレー，おでんの種，スープ類，漬物など，まさにないものはないといえるほどたくさんの種類があります。

　高圧高温殺菌密封でできているので，保存料は使用していません。したがって，開封したら長持ちしないので，1回で食べ切る必要があります。

　レトルト食品は，限られた大きさの袋に詰めるために，カレーやシチューにしても具をたくさん入れることができません。そのためそれだけでは栄養素を十分に摂取することができないので，野菜や肉などを加えて食べるとよいでしょう。

惣菜の上手な使い分け

　最近はデパート，スーパーマーケット，弁当屋などで盛んに惣菜が売られています。自宅で作るとなると夫婦2人ではどうしても食品を買いすぎて無駄が多くなりますが，惣菜は必要最小限の量ですみ，何種類かを購入すれば，それで食品数を増やすことができるのでとても便利です。いわゆる加工食品のように製造過程でビタミンなどが消失することはなく，栄養素のたくさん入った海の幸，山の幸をおいしく食べられるので，忙しい仕事をもつ妊婦には本当に助かるでしょう。

　しかし何でも手に入る便利な時代だと自分で料理をすることが億劫になり，だんだんと料理から遠のく可能性があります。時代の進歩は個人の退化につながる危険があります。休日には自分で食材を探して，料理に挑戦してみることも必要ではないでしょうか。

インスタントラーメン

　インスタントラーメンの原料は小麦粉で，主成分はでんぷんなので，ミネラルやビタミンはほとんど含まれていません。1個で500 kcal もの熱量があるものも売られています。

　インスタントラーメンのスープには通常，塩分が4g程度含まれ，麺そのものにも1g程度塩分が含まれているので，合計5gほどの塩分を一度に摂取するのは多すぎです。さらに麺の腰を強くするためにリン酸塩が添加されています。リンを過剰に摂取するとカルシウム代謝が崩れて骨が弱くなるだけでなく，胎児にカルシウムが行かなくなってしまいます。ま

た，インスタントラーメンには油が多く使われているので，酸化するとトランス脂肪酸となり，身体に悪影響を及ぼします。

インスタントラーメンを食べるときには，不足するミネラルやビタミンを補充するために，肉や野菜などの具や卵を入れるとよいでしょう。塩分過剰を防ぐためにはスープの量を半分にして薄めて食べると減塩できます。

スナック菓子

ポテトチップスはジャガイモをつぶし，塩，化学調味料，スパイスを加えて油で揚げたものですが，もともとジャガイモに含まれていたビタミン，ミネラル，繊維素などはほとんど分解されて失われています。スナック菓子の中身は糖質，脂肪，化学調味料と塩分だけで，カロリーと塩分が多く，たんぱく質，ビタミン，ミネラルなどが不足した，きわめてバランスの偏った食品ということになります。また使用されている油は酸化されるとトランス脂肪酸に変化するので，健康にはよくありません。カロリー過剰，塩分過剰では妊婦によいことは全くありません。

ケーキも同様にカロリー過剰（ショートケーキ1個で約350 kcal）となるので，3度の食事との兼ね合いを十分考えて食べるようにしましょう。

ファストフードは肥満のもと

ハンバーガー，フライドポテト，ポテトチップス，ドーナツといったジャンクフードばかり食べているとカロリー過剰になり，太ってしまいます。ファストフードの中にはトランス脂肪酸を多く含んだ油で作られたものがあります。トランス脂肪酸は，熱処理の過程で脂肪の分子中の炭素と水素の結合に変化が生じたもので，身体の役には全く立たず，ビタミンなどの栄養素を破壊して身体に害をもたらす悪玉の脂肪で，肥満になる原因にもなります。

ピザは高脂肪食で，2切れで500 kcalにまでなるため，食べすぎに注意してください。

牛乳

妊婦にとって牛乳は，普通の食事で不足しがちな栄養素を少ない量で補うことができ，とても都合のよい食品です。200 mL（コップ1杯）を飲めば1日に必要なカルシウムの約1/3（約230 mg），ビタミンA，B_2を補給できます。しかし鉄分やビタミンCは思ったより少ないので，牛乳だけで満足してはいけません。

飲用牛乳には牛乳と加工乳の2つの表示があります。加工乳にはたくさ

んの種類があり，全脂粉乳，脱脂粉乳，濃縮乳，カルシウム補充乳，鉄補充乳，低脂肪乳などさまざまです。加工乳というと何か特殊な加工をしたもののように考えられますが，栄養学的には普通の牛乳と変わるところがありません。

ただしコーヒー牛乳やフルーツ牛乳は，牛乳成分が少なくビタミン，ミネラル類もほとんどなく，そのうえ砂糖が7～8％も加えられているので，妊婦が好んで飲むものではありません。

嗜好飲料

炭酸飲料には砂糖がたくさん含まれています。10％以上にもなるものもあり，1缶（200 mL）だけで砂糖の1日摂取量の20 gに達してしまい，肥満の原因になります。フルーツ飲料もビタミンなどは大して含まれておらず，炭酸飲料と同じように砂糖が多く含まれています。天然果汁100％と銘打ったジュースは添加砂糖は少なくても果実の糖分が多いので，やはり糖分過剰に注意が必要です。

乳酸菌飲料にはヨーグルトなどの発酵乳，ヤクルトなどの乳製品乳酸菌飲料，カルピスなどの殺菌乳製品乳酸菌飲料があります。プレーンヨーグルトは牛乳と同じ栄養価があり，原則として砂糖が入っていないので糖分過剰の危険もありません。しかしほかの2種類は栄養学的に期待できず，嗜好飲料と考えたほうがよいのです。妊婦はさまざまな原因で便秘になりやすいので，ヨーグルトを摂取することは便通の改善にも効果的です。

水を積極的に飲もう

妊娠中は羊水の産生や体内の水分が増えるので，たっぷり水分を摂る必要があります。毎日1～2 Lは飲むようにしましょう。ただし牛乳，果物，スープ，ジュース，コーヒー，紅茶などを飲んだ場合はそれも含めます。牛乳の2/3は水分なのです。

なお，お産の最中には汗をたくさんかくので，血液が濃縮しないよう，分娩室では積極的に水分補給してください。

妊娠による水分代謝として，次のような生理的変化のため約30％の妊婦に浮腫が出現します。
・体内の水分量は非妊娠時の20～30％増加します。
・循環血液量は約30％増加します。
・心拍出量は妊娠24週までに30～40％増加します。
・末梢血管抵抗の低下により血圧はやや低下します。

カロリー計算より週1度の体重測定を

妊婦は自分の必要カロリー分とさらに胎児の分として，50〜450 kcal を余分に食べることができます（99頁）。しかし牛乳を毎食コップ1杯（普通牛乳で 134 kcal，濃厚牛乳で 146 kcal，低脂肪乳で 92 kcal，脱脂乳で 66 kcal）飲むと，それだけで1日分のカロリー摂取量を超えてしまいます。妊娠したからといって厳密なカロリー計算は全く必要なく，それは無理なことですから，カロリー計算の代わりに週に1回体重を測るよう指導してください。妊娠中期で1週間に 500 g 以内の体重増加であれば，そのままの食生活で問題ありませんが，太りすぎならカロリー過剰，体重が増えていなければカロリー不足の証明です。もし太りすぎでカロリーを減らす場合でも，必要な栄養素はきちんと摂取するよう指導してください。

自宅での調理と食材選び

ちまたには惣菜やカロリーを計算した食品がたくさん売られています。栄養やカロリーの面，また無駄を省くという面を考えると，わざわざ自宅で料理を作るメリットはあまりなさそうです。でも，自分で食材を選び味付けを工夫することで，より安心で健康的な食事づくりが可能になります。週末や休日を利用して自宅で調理に挑戦してみてはどうでしょうか。

自然に近い食材を求めよう

保存用に加工した食品は本来の栄養素がほとんど残っていないことがあるので，野菜やフルーツは新鮮なものを食べるようにしましょう。市販の野菜は何回も農薬を散布したものが多いので，よく水洗いする必要があります。できるだけ無農薬野菜，有機野菜がよいです。無添加の缶詰や新鮮凍結野菜は生野菜とほとんど変わりません。野菜は蒸したり炒めたりの調理ならビタミンやミネラルはあまり壊れません。

加工食品は添加物，砂糖，塩分などが多く，栄養価が低いので避けたほうがよいでしょう。人工着色料，添加物が含まれている食品はできるだけ避け，できれば無添加の食品を選んでほしいものです。

動物性食品の脂肪や内臓には人体に害のある化学物質が含まれているので，脂肪分を取り除いて料理し，内臓は食べないようにしましょう。

胚芽米，玄米や麦ごはんにはたくさんのビタミン B_1 が含まれていますが，精白米はビタミン B_1 の豊富な糠の部分がほとんど取り除かれています。精白米や無洗米を食べるときは他の食品からビタミン B_1 を補給するようにしましょう。

肉の上手な食べ方

　肉といっても牛肉，豚肉，鶏肉のように種類があるうえ，各部により種類も異なります。脂身が多い肉と少ない肉を区別できなければなりません。豚のバラ肉ともも肉では100gあたりのカロリー，脂質は約433 kcal，40.2gと158 kcal，7.5gと，カロリーや脂質の量が極端に異なります。妊婦には，たんぱく質が多く脂肪が少ないもも肉をお勧めします。またロースは脂肪が比較的多い（豚ロース：19.3g/100g当たり）ので，妊婦は食べすぎないように注意してほしいです。できるだけ赤身の肉を選び，目に見える脂肪は取り除いて調理することで，エネルギー摂取過多は予防できます。できるならばもともと脂肪の少ない鶏肉や牛肉，豚肉では脂身の少ないものを選んでほしいものです。外食では，牛丼はバラ肉で，豚肉の生姜焼きも脂身が多いので注意が必要です。

　妊娠による鉄欠乏性貧血で鉄を摂取しなければならないときは，肉に含まれるヘム鉄の摂取が効果的です。植物性食品にある非ヘム鉄はビタミンや動物性たんぱく質と一緒に摂ると吸収率が高まります。

緑黄色野菜

　1日に摂りたい野菜は約350gですが，そのうち緑黄色野菜で100g程度は摂りたいものです。野菜が嫌いなら果物で補給するしかありませんが，それではビタミンCは補給できてもビタミンAなどは摂れません。野菜が不足したと思ったら，ニンジン，セロリ，きゅうりなどをスティック状に切って生のままかじるのもいいでしょう。

　βカロチンは油脂と一緒に食べると吸収がよいので，ホウレンソウのバター炒めなどが効果的です。また，ビタミンCは水に溶けやすく熱にも弱いので，加熱せずに生で食べるのがコツです。栄養を失わないために，洗いすぎたり，ゆですぎたり，水にさらしすぎたりしないことがポイントです。

大豆製品

　「豆腐は畑の肉」といいますが，これは良質の植物性たんぱく質が豊富だからです。納豆，豆腐，がんもどきなどを用意して1日1回は摂るようにすると，大変効率よくたんぱく質が摂取できます。しかし，これらは賞味期限に注意すること，一度開封したものはその日のうちに食べ切るといった注意が必要です。また，残った豆腐は痛みやすいので5℃以下にして冷蔵し，熱を通してから食べるようにしましょう。

魚介類

　海産国の日本では魚は重要な動物性たんぱく源です。魚は鮮度が落ちやすいので生魚はできるだけ旬のものを購入するようにしましょう。妊婦は生より煮るか焼いて食べるほうが安全です。冷凍の切り身や缶詰でも栄養素としては大丈夫です。

　ただし，鮎の塩焼きのように塩を使いすぎる調理法は注意しましょう。また塩干しのひらきなどにも注意が必要です。生の貝は食あたりを起こすことがあるので，妊娠中は避けたほうが安全です。

重症妊娠悪阻となる身体のメカニズム

　私たち現代人の多くは1日3回の食事を摂りますが，消化器系の生理機能と代謝機能は各々の食事に伴い2つの相に分類されます。生理機能では消化期と後消化期に，代謝機能では吸収期と空腹期に区別されます。

　吸収期とは腸管から栄養素が血中に入りつつある時間帯で，摂食後の約3時間がこれにあたり，空腹期とは腸管が空になっている時間帯で，午後の遅い時間，夕食前，夜間の大部分がこれにあたります。

　食後の吸収期には，エネルギー源として吸収されたばかりのグルコースが主に使われます。アミノ酸やトリグリセリドはごく一部がエネルギー源として使われるだけで，ほとんどが身体たんぱくと脂肪の再生に使われ，残りのトリグリセリドやグルコースは貯蔵脂肪とグリコーゲンに変換されます。一方，空腹期でのエネルギー源は貯蔵脂肪の酸化でまかなわれます。

　さて，空腹期の身体内はどうなっているのでしょうか。この時期は消化管からのグルコースの吸収がないにも関わらず，血中のグルコース濃度を維持しなければなりません。なぜならば脳を含めた中枢神経系はグルコースだけが栄養源であり，他の栄養素は利用できないからです。

　まず肝臓に貯蔵されているグリコーゲンが利用されます。しかしこの貯蔵量は吸収期終了時でたかだか100g以下ですから，これでは400 kcalのエネルギーしか供給できません。筋肉中にもほぼ同様のグリコーゲンがあるので，肝臓でのグルコース生成の材料になり，脂肪組織からのグリセロールも肝臓でのグルコース生成に役立ちます。これでも不足する場合は，たんぱく質分解により得られるアミノ酸が肝臓でのグルコース生成の最大供給源となります。しかしたんぱく質の分解まで進むと生命に危険が及びます。

　肝臓が行なうピルビン酸，乳酸，グリセロール，アミノ酸からのグルコース生成を糖新生といいます。24時間絶食すると糖新生により180g

のグルコースを新生することができますが，これだけでは1日に必要なエネルギーを供給できません。絶食中でも中枢神経系は相変わらずグルコースを利用し続け，他のすべての臓器はグルコースの酸化利用を停止して，エネルギー源として脂肪を用いるようになります。肝臓は脂肪酸を酸化してアセチルCoAに変換しますが，その際にアセチルコリンCoA2分子の縮合でケトン体を産生します。長期にわたる絶食では血中にこのケトン体が遊離して，筋肉，腎臓，脳などの重要なエネルギー源となります。この場合，体液は酸性となりケトアシドーシスを呈します。

ビタミンB_1は糖質をエネルギーに変換させるビタミンなので，これが不足すると脳にグルコースが供給されなくなり，重症妊娠悪阻ではウエルニッケ脳症となり死に至る危険が生じます。

3 妊娠と運動

お産は生理的で自然な社会文化的行為といえます。医療の関わりのない自然なお産の遂行は，セルフケア，セルフヘルプができるかどうかにかかっています。最も大切なものとして妊娠中の「栄養」と「運動」が挙げられます。このうち運動は体重減少には強く結びつかないとしても，PIHの回避やリラックスにはとても役立ちます。本項では運動について考えてみましょう。

運動と体重減少

外来定期健診で体重増加が認められたときは，体重が増えすぎないよう指導しましょう。主体的にお産に臨みたいなら，まず自ら体重コントロールをすることは基本中の基本だということを伝えてください。

体重を減らす方法として一番先に浮かぶのは「食事のコントロール」と「運動」です。外来で「ちょっと体重オーバーですね」と言うと，多くの妊婦は「最近，運動不足なもので…」と言い訳をされます。でも，過剰に摂取したエネルギーを運動だけで消費することはとてもできません。つまり，運動で体重を減らそうとしても無理があるのです。30分歩いてもたった140 kcalしか消費できません。たとえばインスタント食品のやきそばは1個570 kcalもあるので，このカロリー分を歩いて消費しようとすると何と2時間以上歩かなければなりません。このように運動はエネル

ギー消費にはとても効率が悪いので，体重コントロールの主眼は食事コントロールです。

それでは運動しなくてもいいのか，とすぐに短絡的に考えてしまう人が多いのですが，運動はとても大切です。自分が主体となって「自然なお産」に挑戦する気概のある方は出産まで，できれば産後も運動は続けてほしいものです。

妊娠中の運動の利点

体重減少にそれほど役立たない妊娠中の運動が，どうしてそんなに必要なのかについて説明しましょう。

妊婦が運動するとよい点は4つ挙げられます。それは脂肪の燃焼，血圧低下，血糖低下，肺塞栓症の予防です。

妊婦にとって脂肪がある程度身体につくことは必要なことですが，それが限界を超えていくと肥満状態になり，高血圧などの病気を併発する危険性があります。ですから，過剰なカロリーが脂肪となって体内に蓄積されるのを予防するために，妊娠中の運動はとても大切なのです。

動かないでいると，下肢のふくらはぎ（ヒラメ筋）の筋肉内にある毛細血管の血液の流れが悪くなって血栓ができ，それが流れ出して心臓を通って肺動脈に入ると肺塞栓症を起こして，あっという間に命を落とす危険もあります。

マイナートラブル，すなわち命に危険は及ぼさないもののしばしば妊娠中に起こる病気に，下肢の静脈瘤，腰の痛み，肩こり症，手足のむくみ，便秘などが挙げられます。このような症状も，運動により抑制することができます。また，運動することにより，よく眠れるようになり体力や持久力がつくので，妊婦が主体的にお産を乗り越えるには運動はとても好都合なのです。

運動によって体重を減らそうとするのではなく，運動によって妊娠中に起こりやすい危険な合併症を回避しましょう。

有酸素運動を取り入れる

有酸素運動の強さは，各個人の最大酸素摂取量に対する必要酸素摂取量の割合で分類されています。最大酸素摂取量70％以上を「強度の運動」，60～70％を「中等度の運動」，50～60％を「軽度の運動」と分類します。妊婦に適した運動は中等度から軽度の運動です。

最大酸素摂取量を家庭で測定することは無理なので，一般には運動した

ときの脈拍数と身体の受けた感じを目安とします。中等度の運動では脈拍数が1分間に140に達し，心臓がドキドキしてちょっときつい運動だなと感じるものです。軽度の運動では脈拍数が1分間に120程度で，汗がにじんで，運動をしているという充実感が得られる強さです。

　仕事をしている妊婦はよく「私は仕事で走り回っているので，十分運動しているから大丈夫」と返答されますが，仕事と運動は全く別物と考えてください。もちろん自宅でゴロゴロしているより働いているほうがずっと健康的とは思いますが，仕事は腰や肩の痛みを助長することが多く，決して仕事が運動になるなどと安易に決めつけないでほしいのです。

　車は同じような速度で走り続けると燃費が少なく，車自体も悪くなりません。しかし急にブレーキを踏んだりアクセルをかけたりを繰り返していると燃費が高くなり，早く車が悪くなってしまいます。人間の身体も，動いたり止まったりを繰り返していると筋肉に無駄な力が加わって，乳酸が蓄積して疲れやすくなります。仕事は仕事，運動は運動とはっきり区別して取り組む姿勢が大切です。

運動をしてよい妊婦と注意すべき妊婦

　妊娠中の運動はとても大切なことですが，すべての妊婦に運動が推奨されるものではありません。切迫流産，切迫早産，性器出血，多胎妊娠，前置胎盤，頸管無力症などを指摘された妊婦は，運動を自重しなければなりません。また，すでに高血圧が認められる場合には，胎児に行く血液の流れ（胎児胎盤循環）が低下している恐れがあり，運動は控えたほうが安全です。

　しかし，肥満，高血圧家族歴などがあり，これから高血圧が出現するかもしれない妊婦は，運動で高血圧の発症を予防することが期待できます。これは運動により妊婦の身体のすみずみに分布している毛細血管などの血管抵抗が低下し，妊娠に伴う体液量の増加で血圧の上昇を抑制できるためと考えられます。

　「運動すると早産になる危険があるので控えめに」と指導していた時期もありましたが，最近の多くの研究では妊娠中の運動は早産の危険を下げると報告されています。妊娠中は精神的に抑制された状態になりやすいので，戸外での運動は精神的リフレッシュにとても有効です。また，気分転換だけでなく肩こりや腰痛の防止にもつながります。

運動と胎児への影響

　運動すると母体の活動筋肉（主に手，足など）への血流が増え，心臓から全身に流れ出る血液量（心拍出量）に対する胎盤血液量（胎児を育てるために必要な血液量）は相対的に減少します。しかし母体の心拍数は増え，酸素もたくさん吸うことになるので，胎盤への酸素供給は保たれます。したがって，中等度から軽度の運動では胎児に異常は起こりません。

　ただし，運動が終わると脈拍は運動していないレベルにすぐに戻りますが，筋肉への血流はしばらく続くため，胎盤への血流が低下する可能性があります。これは胎児にほんのわずかながら酸素不足を招く危険があります。そこでその予防として，運動前後にウォームアップとクールダウンを必ず行なう必要があるのです。

妊娠中に効果的な運動（ウォーキング）

　「運動しなさい」というとマタニティ・スイミング（妊婦水泳）やエアロビクスなどが頭に浮かびますが，毎日続けるには費用がかかるし専用施設に行かなければなりません。このような運動はとてもいいものですが，家で簡単にできて続けられることが最も適した運動です。それは「歩くこと（ウォーキング）」です。

　運動と一言にいっても身体をむやみに動かせばよいというものではなく，目的に合わせた運動法があります。運動にはボディビルディングや重量上げ（ウエイトリフティング）など運動選手が筋肉強化を目的にした無酸素運動と，酸素を使って体内の脂肪を燃焼させ心臓や肺の機能を高める（心肺機能向上）ことを目的にした有酸素運動がありますが，妊婦に適した運動は後者の有酸素運動です。

　無酸素運動はお腹に目一杯力を入れ，呼吸を止めて腹圧を高める運動なので早産を招く危険があり，胎盤への血液の流入を妨げて胎児が酸欠状態になる危険が高く，妊婦には適していません。バレーボールやテニス，卓球のように瞬発力，跳躍力などを必要とする球技なども，妊婦には不向きです。いつでもどこでもできる運動としてウォーキングが勧められるのは，楽しく安全に運動できるからです。

　厚生省（当時）「第3次改定日本人の栄養所要量」（1984年）に日常生活活動と運動のエネルギー消費量についてのまとめがあります（**表7**）。これを見ると，さまざまな運動と運動時間によるエネルギー消費量がよく理解できます。

表7 日常生活活動と運動のエネルギー消費量（男女，20〜29歳：概算値）

(単位：kcal)

生活活動または運動の区分	生活活動または運動の時間とエネルギー消費量			
	10分	20分	30分	60分
ゆっくりした歩行（買物・散歩）			80	160
普通の歩行（通勤・買物）			100	200
急ぎ足の歩行（通勤・買物）			140	270
階段の昇り降り	60	120		
ラジオ体操	30	60		
テレビ体操	40	80		
縄跳び	100	200		
軽いダンス			120	240
エアロビック・ジャズダンス			150	300
ゲートボール				190
キャッチボール			120	240
バレーボール			120	240
テニス				420
バドミントン			210	420
卓球			170	340
ジョギング（120 m/分）		140	210	420
ジョギング（160 m/分）		200	300	600
ジョギング（200 m/分）		260	390	780
水泳（ゆっくり）			180	360
水泳（速い）			330	660

厚生省：第3次改定日本人の栄養所要量．1984．

ウォーキングの方法

運動を始める時期は，胎盤が子宮の壁にしっかりと根を生やした4か月以降がよいでしょう。

妊娠中は1日30分程度，軽度から中等度のウォーキングを2〜3日に1回程度行なうことから始めてください。少し早足で，額にちょっと汗がにじむ程度の運動が適当です。楽にできるようになったら，1日1時間程度行なうと効果的です。

ただし，「過ぎたるは及ばざるがごとし」ですから，体調に合わせて無理をしないことが肝要です。疲れてヘトヘトになるほどしないでください。

運動（ウォーキング）の実際

運動に際しての注意点を記します。

- 準備運動（ウォームアップ）は必ず10分程度行なってください。これを怠ると筋肉を痛めてしまいます。
- 少しかかとのある平べったい靴を履いてください。
- お腹が張りやすい日はやめましょう。
- 夏は帽子をかぶりましょう。炎天下の運動は熱射病のもとです。
- 暗くなってからの運動は転ぶ危険があるので，できるだけ夫やパート

ナーと一緒に運動しましょう。
- 荷物を抱えての運動はいけません。買いものに合わせての運動の場合は，夫やパートナーに荷物を持ってもらいましょう。
- 運動後のクールダウンの運動は5分程度行なってください。
- 汗をかいたらすぐに下着を交換してください。

全身リラックスのための運動法

　寒い季節になると，なかなか戸外でウォーキングをするわけにもいきません。しかし部屋の中でゴロゴロしていると運動不足で肥満体になり，筋力も落ちてお産にとって不都合になります。そこで妊娠中に行なうとよい運動を以下に示します。

　これは季節を問わず妊娠中の女性は行なってください。またこの運動はウォーキング前後のウォームアップ，クールダウンにも用いることができ，持久力，耐久力を身につけることもできます。

立った姿勢でのリラックス運動
(1) 前後の手ぶら運動
　腕の力を抜いてダラリと下げ，前後に振る運動を繰り返すものです。これにより肩，腕，腰などの筋肉がほぐれ，関節がゆるみます。10分ぐらい行なえば理想的です。
①両脚を肩幅に開き，両足は平行にします。
②肩，肘，膝をゆるめ，腰はそらずにゆるめます（図3①）。
③この状態で両手を揃えて腕の力を抜き，振り子のように前後に振ります（図3②）。
④意識的に腕を少し後ろに「引く」感じで，前には押し出さない自然な振り子を意識して行ないます。

　この運動の繰り返しで肩が温かくなり，肩関節の動きがなめらかになります。背中側では肩甲骨の間がほぐれて心臓が楽になり，これだけで血圧が下がる人もいます。前方では鎖骨の周辺のこりがなくなり，肺への負担が軽減し呼吸が楽になります。東洋医学では肺と大腸は表裏一体と考えているので，肩こりが治ると便秘も解消します。

　身体を内側から無理なくほぐし，腰が自然に前後に揺れて背骨のゆがみも治します。単調な運動の繰り返しで脳が休息できるようになり，身体中が溶け合ったような境地になります。

(2) 全身揺すり運動
　(1)の前後の手ぶら運動と同じ立った姿勢のままで，全身を揺すります。

図3　前後の手ぶら運動

①　　　　②

正面　　　側面

図4　全身揺すり運動（手首と膝の動き）

図5　上体を左右に揺する運動

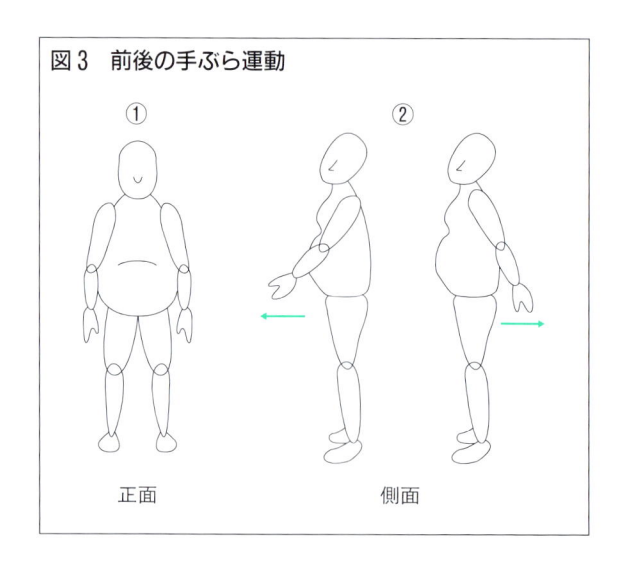

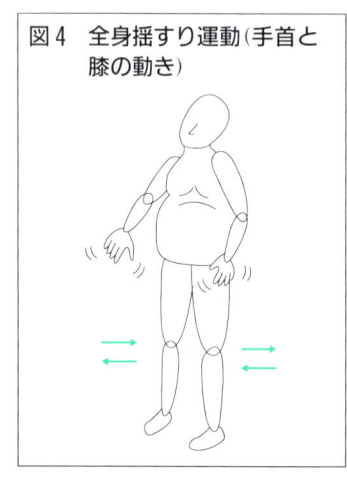

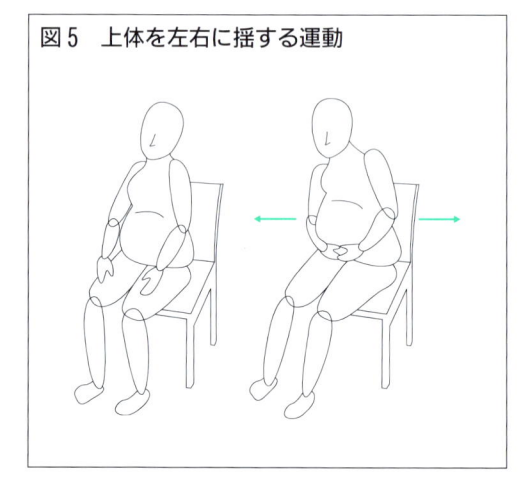

①まず膝を軽くゆるめ，身体を前後に揺すります。
②次に首を前にたらして揺すり，さらに後ろにたらして揺すります。
③手首をぶらぶら振りながら膝揺すりをします（図4）。
④両腕を頭の上に伸ばして身体全体を揺すります。
⑤最後に，首を回しながら腰も回します。左に回し，右にも回します。

座った姿勢でのリラックス運動

　椅子に浅めに腰をかけ，背筋は楽に真っすぐにして，両脚は肩幅に開き，膝がほぼ直角になるようにします。両足先は平行にします。顔の筋肉をゆるめポカンとした顔で運動します。

(1) 上体を左右に揺する運動

　両手のひらを臍の上で重ね，おへそを温めるようにしながら上体を左右に揺すります（図5）。あまり左右に大きく揺するとリラックスしにくいので，自分に合った幅で揺すります。揺する速度も速すぎるとリラックス

図6　上体を前後に揺する運動

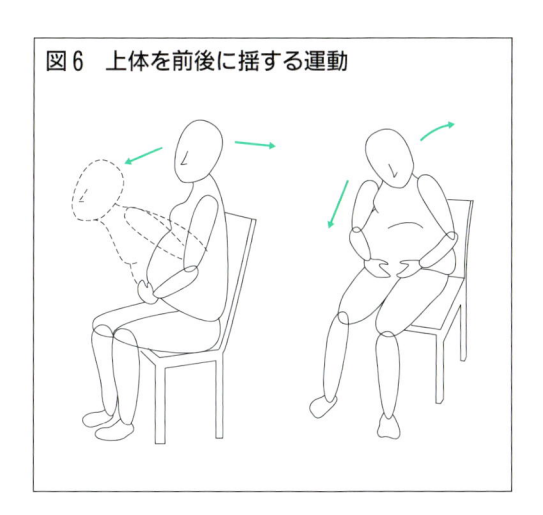

できないので，ゆっくり行ないます。首はゆるめて，上体の揺れよりもやや外側に出るようにします。

この運動は首の付け根の大椎を軸とする振り子運動と，尾底骨を軸とするメトロノーム運動の2つの運動が一度にできる利点があります。

この運動により，下腹が温まり，頭もスッキリします。胃腸が活性化されます。首，肩，背骨，腰が整い，腎臓の働きがよくなります。

(2) 上体を前後に揺する運動

上体だけを前後に揺すります（図6）。ゆったり前後に揺すっていると，ウトウトしてとてもよい気持ちになります。

前後運動で顎を前に突き出す方法もあります。身体を前に揺するときに顎の先端を突き出し，後ろに揺するときは首の付け根にある大椎のツボ（首を前に曲げてできる後頸部の最大の突起の下のくぼみ）を後ろに引っ張られる感じにして動かすのです。まるで鶏が歩いているような動きになります。

背骨の歪みを直し，首，肩，背中，腰をほどよくほぐします。お腹の中の内臓を中心に全身の内臓のマッサージのような働きをします。

(3) 首回し運動

首がこっているとなかなか十分に首が回らないので，抵抗を感じたらやめてください。

①真っすぐに前を向いて椅子に座り，上体は動かさず，目線を水平に移動させながら首をゆっくり右に回します。首を横に移動させるときは息を吸い，前に戻すときは息を吐きます。同じように左側にも首を回します（図7①）。

②首を楽に前にたらしてから，首に力を入れないようにしてゆっくりと回します。肩は動かしません。はじめに時計回り，次は反時計回りに5回

図7　首回し運動

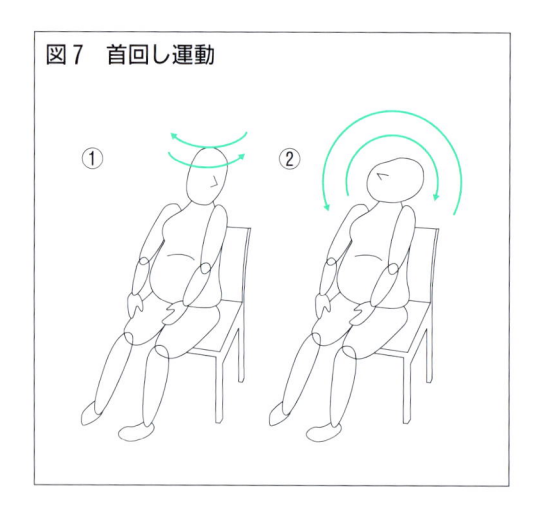

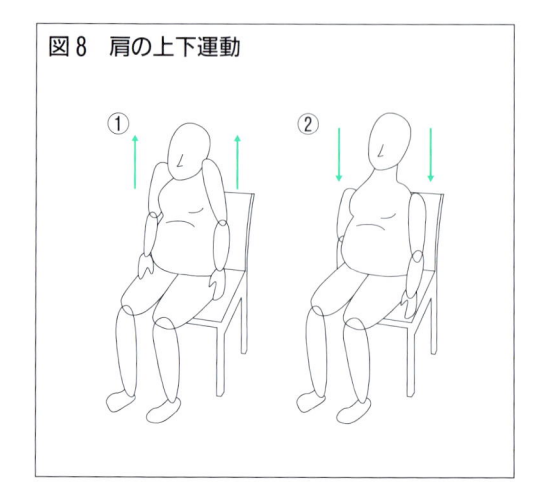

図8　肩の上下運動

ずつ行ないます（図7②）。

③最後に首を前にだらりと下げて，上半身をゆっくりと大きく回します。首は上半身にぶらさがるようにして前から右，そして後ろから左へと回します。首が身体から下に落ちてしまうようにイメージすることが大切です。左回し5回，右回し5回です。

困ったときに「首が回らない」といいますが，首をやわらかくしておくと頭への血のめぐりがよくなり，心臓への負担が少なくなり，精神的にも落ち着きます。

(4) 肩の上下運動

肩をすくめて落とす運動です。10回行ないます。

①肩を上に引き上げるとともに，首を縮めます（図8①）。そこで一気に肩をゆるめて落とします（図8②）。

②呼吸を合わせるときには，肩をすくめたときに息を吸い，ゆるめたときに一気に吐きます。

リラックスの状態がよくわからない人は，この運動を行なうとよくわかります。

(5) 伸びの運動

これはいわゆるストレッチです。

①お腹の前で両手の指を組みます。手のひらはお腹を向くようにします（図9①）。

②組んだ手をお腹から胸へと引き上げ，胸の前で手のひらを回旋させ，上を向けるようにして顔の前を通って頭の上まで引き上げます（図9②）。このとき息を吸います。

頭の上で両腕が完全に伸びたときには，両手と尾骨がちょうど上下に引っ張り合うような状態になります。一番両腕が上に伸びたときには，顎

図9 伸びの運動

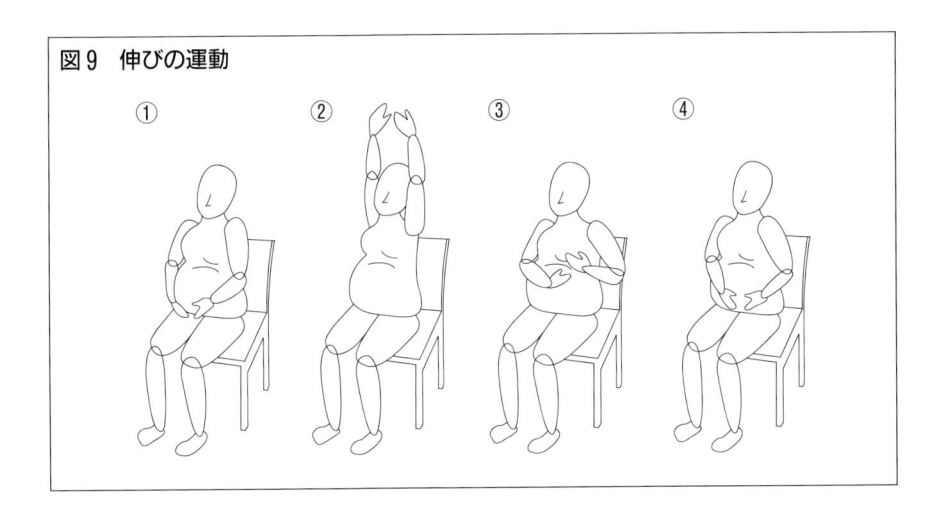

を上にあげて上目使いに手の裏側を見るようにすると腰がよく伸びます。
③頭の上でバレーボールをつかむようにして、それをゆっくりと胸の前を通して下げていきます（図9③④）。このときには息を吐きます。これをゆっくり5回繰り返しましょう。

ゆるめるだけでなく身体を伸ばすことも全身の活性化に重要です。

(6) 足の運動

歳をとると足から弱るとよくいいます。妊娠中はどんどん体重が増え身体の重心も変化するので、足にとても負担がかかります。東洋医学では腎臓のツボは足に宿るといわれていますが、妊娠中に負担のかかる腎臓を守るためにも足の運動は不可欠です。

・アキレス腱と膝裏を伸ばす運動

床に足を揃えて前に投げ出した姿勢で座り、両手で足の親指をつかんで手前に引っ張り、膝裏とアキレス腱を伸ばします。妊婦はお腹が突き出てくるので、足指をつかむことはなかなかできませんが、足の親指を膝に引き寄せるようにして、膝裏とアキレス腱を伸ばすだけでも効果があります。これをゆっくり5回繰り返します。

・足の内外揺すり

椅子に座っている場合はそのままの姿勢で、床に座っている場合は身体のちょっと後ろで、両腕を使って身体を支えた姿勢で行ないます。

両脚は肩幅に広げたままで、脚全体を内外に揺すります（図10）。とても気持ちのよい運動ですが、いわゆる「貧乏揺すり」です。足首の関節も緩めて動かしてください。1回10揺すりを5回行ないます。

・ふくらはぎのマッサージと足裏の圧迫

ふくらはぎのマッサージは妊婦が自分ではなかなかできない場所なので、夫やパートナーにしてもらうのがよいでしょう。妊婦はふくらはぎの

図10　足の内外揺すり

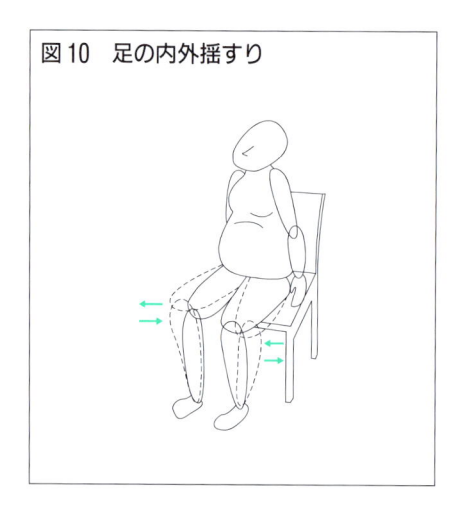

中の細い血管に血栓ができやすいので，穏やかに優しくマッサージをしてもらいましょう。

また，足の裏には内臓と関わるツボ（経穴）がたくさん存在します。足の裏の疲れは全身に及びますので，土踏まずを中心にマッサージをしてもらうととても爽やかな気分になります。

(7)**瞑想状態**

目を閉じて全身をリラックスさせボーッとすることです。顔も，いかにもだらしない状態まで弛緩させるようにします。うつらうつら居眠りをするような状態です。

上手に瞑想状態に入れるようになると，急激に代謝が減少し体温が下がることがあるので，温かい部屋で行なうか1枚余分に着て行ないます。十分なリラクゼーションが可能になり，これに呼吸法を重ねれば陣痛の緩和にもとても効果的です。

お産のときの呼吸法に向けた指導

気功をもとにした呼吸法

呼吸は全く無意識下に，この世に生まれた日から繰り返している生理現象ですが，肺に入る空気の量は3000〜4000 mLです。しかし，通常の呼吸では1回の呼吸で入れ替わる量はたかだかその1/5程度にすぎません。ということは，肺の中にはいつも酸素の欠乏した古い汚れた空気が残っていることになります。妊娠中は特に胸郭が圧迫されて呼吸が浅くなるので，汚れた空気が肺の中に残りやすい状態です。ですから，ときどき深呼吸をして肺の中に残っている汚れた空気をすべて入れ替えることはとても大切なことです。

健康な妊娠生活を送り，お産に際しては産痛を回避するために，呼吸法はとても大切です。これまでお産のためのいろいろな呼吸法が広められてきましたが，ここでは気功をもとにした呼吸法を示します。

呼吸法は波のように繰り返し押し寄せる陣痛時に，胎児に酸素を十分に供給するためにも，産痛を回避するためにも有効です。またリラックスする際にも呼吸法を重ねると効果があります。

呼吸法の実際

(1) 正しい姿勢で行なう

呼吸法を行なうときには，心と身体が1つになった心身統一の姿勢が大切です。椅子に腰掛け，肩の力を抜いて上下させます。身体に余計な力が入っていない姿勢を探します。全身がリラックスして安定した姿勢が一番よい姿勢です。手は太ももの上に軽く置きます。自分の身体が宇宙と溶け合い境目がなくなった状態をイメージしてください。

(2) ゆっくりと静かに吐く

ろうそくの炎をそっと揺らすような感じで，ゆっくりと口から息を吐き続けます。「吐こう」と意識しすぎると肩に力が入って5〜6秒で息がなくなってしまいます。心を穏やかにして，ろうそくの炎がわずかに揺れる程度の吐息で吐くと，楽に20秒程度は吐けるようになります。

息は吐き切ると必ず吸う呼吸に変わりますので，吐くにまかせて吸うことは考えないでください。

(3) 吸うにまかせる

息を吐き続けると，だんだん息は細くなり，やがてほとんど出ない状態になります。そこで，少し上体を前かがみにして肺に残った最後の息を吐き出します。2〜3秒して口をそっと閉じると，鼻先から息を吸いたくなります。そこで，鼻先で花の香りをそっとかぐような吸い方をします。吸い続けていると3〜4秒で胸が一杯になり苦しくなるので口を開け，また息を吐きます。

吸ったり吐いたりの繰り返しを，意識しないで行なってください。吸ったり吐いたりすることに意識を集中すると身体に余計な力が入り，呼吸は苦しくなって長続きしません。何も考えないで行なうことが大切です。

この呼吸法は息を長く吐ければよい，というものではありません。短くてもかまわないので，自然に吐くことができるよう繰り返し行なっていると，いずれは長く息を吐けるようになります。

(4) 1日10〜15分

10〜15分といっても実際にやってみると結構長く感じられます。でも15分程度行なうと身体の中の二酸化炭素の70%ぐらいが出て，全身に酸

素がみなぎり，母子ともにとても元気になります。胎児には母体が吸った酸素の30％程度しか行かないので，少しでも酸素を吸ってもらえると子宮内での酸素不足から免れることができます。

ただし，食後すぐや入浴直後は血液の循環が変化するので行なわないでください。この呼吸法に慣れたら，立った状態や寝た状態で行なってもかまいません。

妊娠中のセックスと切迫早産・早産の関係

不妊症の特別な治療により妊娠したのでなければ，赤ちゃんはセックスにより創られたのです。しかし，いったん妊娠してしまうと，妊娠中にセックスをしてよいものかどうか誰もが戸惑うものです。

なぜ妊娠中のセックスがタブー視されるのでしょう。それはセックスにより流産，早産になってしまうのではないかという心配がいつもつきまとうからです。

性的欲求

妊娠すると女性の身体には大きな変化が生じます。性的欲求も例外ではありません。それまでセックスに喜びを感じていた女性が急に性欲をなくしたり，もう避妊の必要がないと思ったら急に性的欲求が亢進したりと，その変化はさまざまです。

多くの女性は妊娠初期にはつわりや食欲減退，疲労感などのために性欲が減少することが多いようです。でも胎盤が完成する4か月を過ぎて安定期に入ると，食欲も出てきて性欲も復活してきます。

性器の変化

妊娠すると性器が充血し，ちょっと深くペニスを挿入すると，その刺激で子宮腟部から出血しやすくなります。帯下もホルモンの影響で増加し，匂いが強くなることもあります。乳房も張り，初乳が出てくる人もいます。

もちろん，胎児は厚い壁でできた子宮の中にいて卵膜で包まれているので，セックスにより傷つけたり，驚かしたりすることはありませんし，見られていることも全くありません。妊娠末期には胎児の頭が骨盤の中を下がってきますが，子宮腟部は3cm以上の厚みがあり，ペニスが胎児の頭にぶつかるようなことはありません。

セックスによる妊娠への影響

　セックスとは腟の中に精液を放出する行為です。精液とは主に前立腺液と精子でできたものです。前立腺は英語でプロスタータ，子宮を収縮させるホルモンはプロスタグランジンというように，前立腺液中にはプロスタグランジンが多量に含まれています。ということは精液には子宮を収縮させる作用があるということです。

　たしかに，妊娠中にセックスをした後に子宮が張ると訴える妊婦は少なくありません。また，オーガスムスに達しても子宮収縮が引き起こされることがわかっています。でもセックスによる子宮の収縮は1～2時間もすると自然に消失するので，セックスが原因で流産や早産になる方はほとんど皆無といってもよいと思います。

セックスを制限したほうがよい妊婦

　妊娠中のセックスを制限しなければならない妊婦もいます。それは次のような方々です。
・妊娠初期に切迫流産や流産の経験がある妊婦
・妊娠中期～末期に切迫早産や早産の経験がある妊婦
・妊娠初期に原因不明の出血があった妊婦
・切迫早産の徴候がある妊婦
・前置胎盤の妊婦

セックスと早産

　医療従事者が妊娠中のセックスを嫌うのは，セックスにより腟内の細菌，あるいは腟内に挿入された細菌が上行性に子宮内に侵入して，早産になったり前期破水（PROM）になったりすることがあるからです。

　胎児は細菌から4つの関門（バリア）で守られています。それは腟分泌物，頸管粘液，羊膜，羊水です。しかし上行した細菌が絨毛膜や羊膜に付着すると，そこで絨毛膜羊膜炎を起こして羊膜が破れて破水する危険があります。妊娠の早い時期に破水してしまうと，低出生体重児が生まれてしまいます。

　低出生体重児が生まれないようにするには早産を防ぐこと，そのためには腟内の細菌感染を予防することという論法があります。細菌感染を予防するためにコンドームの使用を勧める医療従事者も少なくありません。コンドームを用いれば細菌感染もなく精液が腟内に漏れないので，プロスタグランジンで子宮が収縮することもなくなり一石二鳥なのです。

　著者らは妊婦のだれもが夫またはパートナーにコンドームをつけてもらう必要はないと考えていますが，前回の妊娠中に切迫流産，切迫早産，流

早産，PROM を経験された方，今回の妊娠中でもお腹の張りがしばしば感じられ，なかなか改善しないような方は，コンドームの使用がよいのではないかと考えます。

妊娠中のセックス

　夫やパートナーには早産したら大変だというプレッシャーもあり，またたんだん大きくなるお腹を見るとなかなか性的欲求が湧きにくく，セックスの回数が減ることは致し方ないかもしれません。妊婦も疲れやすくお腹が重くなってきますから，十分に自由がきかない身体では積極的に望む気持ちにはならないでしょう。

　セックスをする際には，子宮腟部から出血しやすい方は正常位より両足を伸ばした伸展位のほうがよいでしょう。ペニスの先端から子宮腟部までの距離が遠くなり出血しにくくなります。ただ，伸展位のほうが恥骨結合裏面のGスポットを刺激しやすく，オーガスムスに達しやすいので，お腹の張りに注意してください。

　以上のことを守れば妊娠中のセックスにタブーはありません。産後は悪露が続くので1か月以上セックスができません。育児に入ると妻は母性本能が高まって，セックスを疎ましく感じるようになることも少なくありません。それはそれで異常なわけではありませんが，そのような先のことも考えて，妊娠中のセックスライフは問題のない限りエンジョイしてよいでしょう。

■参考文献
1) 日本産科婦人科学会栄養問題委員会報告．日産婦誌，40：1487-1492，1988．
2) Hytten FE, Leitch I: The Physiology of Human Pregnancy, 2nd ed. Blackwell Scientific Publications, Oxford, England, 1971.
3) 上田康夫，丸尾原義，新谷潔ほか：母体体重管理のプロスペクティブな指標としての妊娠16週体重増加量の意義に関する検討．日産婦誌，53：980-988，2001．
4) Neufeld LM, Haas JD, Grajeda R, et al: Changes in maternal weight from the first to second trimester of pregnancy are associated with fetal growth and infant length at birth. Am J Clin Neutr, 79: 646-652, 2004.
5) Kabiru W, Raynor BD: Obstetric outcomes associated with increase in BMI category during pregnancy. Am J Obstet Gynecol, 191: 928-932, 2004.
6) Gil-Campos M, Canete RR, Gil A: Adiponectin, the missing link in insulin resistance and obesity. Clin Neutr, 23: 963-974, 2004.
7) 堤ちはる：妊娠中と出産後の栄養指導．産婦人科の実際，55：1087-1096，2006．
8) Barker DJP: The foetal and infant origins of inequalities in health in Britain. J Public Health Med, 13: 64-68, 1991.
9) 厚生労働省：日本人の食事摂取基準（2010年版）．2009．
10) Levine RJ, Heuth JCM, Curet LB, et al: Trial of calcium to prevent preeclampsia. N Engl J Med, 337: 69-76, 1997.

おわりに

　今，産科医療は大きな変革を求められています。
　産科医療に携わるすべての人が，女性のために安全で安心できる環境を整えないといけないと思っています。
　ただ，願いや目的は同じはずなのに，目的を達成するために選んだ方法が違うことで，医師と助産師間で誤解が生じたり，対立する結果になっているのが今の現状ではないでしょうか。
　本来なら助産師が中心となり妊娠・お産に携わり，ハイリスクな妊娠・お産は医師が中心となって携わっていくという形が自然であり，そうすることで，1人ひとりの女性が自分らしいお産を体験することにつながるのではないかと思います。
　女性には産む力があり，赤ちゃんには生まれてくる力があります。
　私たち助産師はその力を引き出し最大限に発揮できるように，寄り添い，働きかけ，ときには待つことで，その人らしいお産のお手伝いができるのです。
　しかし，現状として，それが難しいこととされるのはなぜでしょうか。
　専門職としての助産師の役割があまり理解されていないこと，女性自身が自分の持つ産む力に気がついていないこと，「自然なお産」という言葉が，何もしない，危険なお産のように思われていることなどが原因となっているように思います。
　医療を否定しているのではなく，医療が整っているからこそ，安全にお産を終えられた母子がたくさんいることは理解しているつもりです。
　ただ，医療介入がなくとも成し遂げられるお産があると思うのです。
　もし，医師と助産師が響き合いながら働くことができたら，もっと多くの女性の，その方らしい妊娠・お産のお手伝いができるはずです。
　そのことが，命を産み，育てていく女性の励ましや力になることは間違いありません。
　そのような環境となるために，助産師としてできることは助産学をしっかりと学び，根拠をもった話し合いが医師と行えるようになることだと思っています。真摯に母と子のためを思い，学び続けることが，専門職としての助産師の理解を得られることにつながると思っています。

高 木 愛 子

索 引

ギリシャ
βカロチン 106

欧文
AFI 21, 82
―― の測定 83
ATL 67
B型肝炎ウイルス 61
B群溶血性連鎖球菌 70
BMI 52, 93
BPD 79
BPS 18, 21, 22
C型肝炎ウイルス 63
CAM 14
―― の診断基準 17
CRS 66
CST 21, 22
dipping 34
engaged 34
FL 79
floating 34
GBS 70
GDM 45
―― のスクリーニング 47
―― のリスクファクター 46
Hb 28
HBV 61
HCV 63
HDLコレステロール 111
HELLP症候群 9, 55
HIV感染症 66
Ht 28
ITP 28
IUGR 9, 21
LDLコレステロール 111
modified BPS 23
NST 21, 22
PIH 6
―― の妊婦の食事 10
―― 発生の予防 9
preterm PROM 13, 20
PROM 6, 18

あ・い
亜鉛 104
足の浮腫 39
息切れ 60

う
ウエルニッケ脳症 120
ウォーキング 123
上まぶたの浮腫 39

お
嘔気，嘔吐 57
オキシトシン 38
お腹が痛い 55

か
外陰ヘルペス 71
外来随時血圧測定 49
下肢のむくみ 89
加重型妊娠高血圧腎症 7
家庭内血圧自己測定 49
仮面高血圧 51
カリウム 102
カルシウム 100
陥入 34

き
急性腎盂腎炎 57
急性膵炎 57
急性虫垂炎 55
凝固異常 7

く
躯幹計測 79
クスコ診 40

け
頸管縫縮術 18
頸管無力症 13
血圧 49
血管けいれん 7
血管内皮障害 7

こ
高ヘマトクリット血症 11
抗リン脂質抗体症候群 18
呼吸法 131
固定 34
コレステロール 111

さ
細菌性腟症 14, 17
再生不良性貧血 30
ザイツ法 33
細胞診 73
産褥子癇 8

し
子癇 8
子宮頸がん 73
子宮収縮 53
子宮収縮負荷試験 21

子宮底長 34
子宮内炎症症候群 18
子宮内胎児発育遅延 9, 21
脂質 99
児頭骨盤不均衡 92
児頭の触診 33
脂肪酸 110
自由行動下血圧測定 49
重症妊娠悪阻 119
絨毛膜下血腫 13
絨毛膜羊膜炎 13, 14
常位胎盤早期剥離 9, 56
上行感染 14
触診の意義 31

す
水腎症 58
推定体重 79
頭痛 54

せ・そ
性感染症 40
性器出血 56
成人T細胞白血病 67
精神発達遅滞 9
切迫早産 6, 12
―― の原因 13
―― の診断 16
前期破水 6, 18
先天性トキソプラズマ症 65
先天性風疹症候群 66
早産前期破水 13

た
大横径 79
胎児well-being 22
胎児奇形 86
胎児心音の読み方 43
胎児推定体重 78
胎児の向き 84
体重増加 52
大腿骨長 79
胎盤の位置 84
多血症 30
単純ヘルペス感染症 71
炭水化物 100
たんぱく質 99

ち
腟鏡診 40
超音波検査 75

て
低栄養　97
鉄　101
鉄欠乏性貧血　29
伝染性紅斑　70

と
銅　104
動悸　59
トキソプラズマ感染症　64
特発性血小板減少性紫斑病　28
ドメスティックバイオレンス　60

な
内診　42
難聴　59

に
尿たんぱく　47
尿糖　44
尿路結石　58
妊娠高血圧　7
妊娠高血圧症候群　6
妊娠高血圧腎症　7
妊娠子癇　8
妊娠たんぱく尿　9
妊娠糖尿病　45

の
脳室周囲白質軟化症　9
脳出血　9
脳性麻痺　9
ノンストレステスト　21

は
肺水腫　9
梅毒　68
ハイリスク妊娠　6
白衣高血圧　50
破水の診断法　19
白血病　30
鼻血　59
パルスドプラ法　21

ひ
ビショップ・スコア　42
ビタミン　105
―― A　106
―― B_1　107
―― B_2　107
―― B_6　107
―― B_{12}　107
―― C　108
―― D　109
―― E　109
―― K　109
必要エネルギー　98
ヒトパピローマウイルス　73
ヒトパルボウイルス　70
肥満　93
肥満妊婦の問題点　95
貧血　29

ふ
風疹　65
不規則抗体　72
腹囲　36
浮腫　38
浮揚　34
ブラックストン・ヒックス収縮　53
ブラックストン・ヒックス波　16

プロラクチン　38
分娩子癇　8

へ・ほ
ヘマトクリット　28
ヘモグロビン　28
便秘　53
母児間血流障害　14

ま・み
マグネシウム　103
マンガン　105
ミネラル　100

む
むくみ　89
胸やけ　58

や・ゆ
やせ　93
やせ妊婦の問題点　97
有酸素運動　121

よ
葉酸　108
羊水指数　21,82
羊水ポケット　82
羊水量　81

り・れ
リン　104
リラックス運動　125
レオポルド触診法　32
レニン・アンギオテンシン・アルドステロン系　11